Bibliografische Information der Deutschen Nationalbibliothek:

Die Deutsche Nationalbibliothek verzeichnet diese Publikation in der Deutschen Nationalbibliografie; detaillierte bibliografische Daten sind im Internet über http://dnb.d-nb.de abrufbar.

Impressum:

Lektorat: Sophie Strohmeier

Copyright © 2015 ScienceFactory

Ein Imprint der GRIN Verlags GmbH

Druck und Bindung: Books on Demand GmbH, Norderstedt, Germany

Coverbild: Wissmann Design - fotolia.com

Gewalt in der Pflege

Helfer als Täter?

„Gewalt in der stationären Altenpflege"
von Janette Lieske 7

    Einleitung 9

    1. Überblick über die Situation der Altenpflege in Deutschland 11

    2. Begriffliche Klärungen zur Thematik „Gewalt" 15

    3. Theoretische Erklärungsansätze zur Gewaltentstehung 18

    4. Fallbeispiel 25

    5. Ursachen von Gewalt in der stationären Altenpflege 29

    6. Formen der Gewalt in der stationären Altenpflege 44

    7. Ansätze zur Gewaltverminderung in der stationären Altenpflege 53

    Schlussbetrachtung 61

    Literaturverzeichnis 63

    Anhang 65

„Kulturelle und sexuelle Gewalt in der Pflege"
von Anike Bäslack **69**

    1. Einleitung 71

    2. Begriffsklärung 73

    3. Rechtliche Grundlagen 74

    4. Beispiele aus der Pflege 76

    5. Erklärungsversuch 83

    6. Prävention und Bewältigung 86

    7. Zusammenfassung 89

    8. Fazit 91

    9. Literaturverzeichnis 93

„Arbeitsbelastung und Stress in der psychiatrischen Krankenpflege"
von Thomas van Laar **95**

    Vorwort 96

    1. Definitionen 97

    2. Arbeitsbelastungen (Stressoren) 98

    3. Stress 104

4. Auswirkungen des Stresses 108

5. Burn-Out (eine mögliche Folge anhaltender Überlastung) 110

6. Prävention 115

Resümee 120

Quellen 122

Einzelpublikationen 124

„Gewalt in der stationären Altenpflege"
von Janette Lieske

2006

Gewalt fängt nicht an,
wenn einer einen erwürgt.
Sie fängt an, wenn einer sagt:
„Ich liebe dich,
du gehörst mir!"

Die Gewalt fängt nicht an
wenn Kranke getötet werden.
Sie fängt an, wenn einer sagt:
„Du bist krank,
du musst tun, was ich dir sage!"

Gewalt herrscht dort,
wo der Staat sagt:
„Um die Gewalt zu bekämpfen
darf es keine Gewalt mehr geben
außer meiner Gewalt!"

Erich Fried

(Auszug aus dem Gedicht „Die Gewalt")

Einleitung

Wer schon einmal in einem Altenpflegeheim zu Besuch war und sich etwas Zeit zum Beobachten genommen hat, der kennt vielleicht Situationen wie diese: Eine alte Frau soll „gefüttert" werden, sie verweigert dies; die Pflegerin drängt unter Hinweis auf die fehlende Zeit zum Essen, die Frau spuckt sie daraufhin an und schiebt den Löffel energisch von sich weg, woraufhin die Pflegerin mit den barschen Worten „Dann eben nicht!" aufsteht und geht.

Eine Begebenheit bei der man als Außenstehender vielleicht ein etwas ungutes Gefühl hat, aber damit wohl eher nicht das Wort „Gewalt" in Verbindung bringt. Doch genau um solche und ähnliche Situationen im Pflegealltag soll es in der vorliegenden Diplomarbeit gehen. Das Augenmerk liegt weniger auf der direkten körperlichen Gewalt, die zwar leider hin und wieder auftritt, jedoch meiner Meinung nach eher selten ist. Auch geht es nicht um die juristischen Aspekte dieser Problematik. Gegenstand der Betrachtung ist die mehr oder weniger versteckte alltägliche Gewalt in der stationären Altenpflege, die vielleicht sogar von den Beteiligten gar nicht als solche erkannt wird. Ziel ist dabei nicht die Findung eines „Schuldigen". Vielmehr soll die Komplexität der Entstehung von Gewalt aufgezeigt werden, denn oft ist es schwierig, im Beziehungsgeflecht von Bewohnern, Pflegekräften, Leitenden zu erkennen, wer nun „Opfer" oder „Täter" ist und wo die Gewalt ihren eigentlichen Ursprung hat. In diesem Zusammenhang werden auch die strukturellen Rahmenbedingungen näher beleuchtet, da ihnen meiner Meinung nach eine große Bedeutung bei der Gewaltentstehung zukommt. Kaum Beachtung finden in dieser Diplomarbeit die Angehörigen, welche zwar als wichtiger, manchmal stark beeinflussender „Background" vorhanden, aber in den Pflegealltag nicht direkt involviert sind.

Gewalt gegen alte Menschen geschieht an verschiedenen Orten z.B. im häuslichen Bereich, in der vorliegenden Arbeit wird jedoch ausschließlich der „Tatort" stationäre Altenpflegeeinrichtung näher dargestellt.

So wird im ersten Kapitel dem Leser zunächst mittels statistischer Daten ein allgemeiner Überblick über die Situation der Altenpflege in Deutschland gegeben. Anschließend erfolgen notwendige begriffliche Klärungen zur Thematik „Gewalt".

In Kapitel drei wird zur Erklärung der Entstehung von Gewalt die „Frustrations-Aggressions-Hypothese" von Dollard und der Lerntheoretische Erklärungsansatz, insbesondere das „Lernen am Modell" von Bandura vorgestellt. Diese theoretischen Ausführungen werden mittels kleiner Beispiele aus dem Pflegealltag anschaulicher gemacht und in den darauf folgenden Kapiteln zur Erklärung heran gezogen.

Nach dem notwendigen Grundlagenwissen beschäftigen sich die nächsten Abschnitte ganz konkret mit der Problematik „Gewalt in der stationären Altenpflege". An deren Anfang habe ich die Schilderung des Arbeitstages einer Pflegekraft gestellt, welche einen kleinen praktischen Einblick in die Lebens- und Arbeitswelt „Altenpflegeheim" geben soll.

In Kapitel fünf erfolgt die Klärung der Ursachen von Gewalt in der stationären Altenpflege. Dies stellt ein Schwerpunkt meiner Diplomarbeit dar, denn ich gehe davon aus, dass nur mit dem Wissen um die Ursachen eine Veränderung und somit Verminderung von Gewalt möglich ist.

Formen von Gewalt in der stationären Altenpflege werden in Kapitel sechs dargestellt.

Im letzten Kapitel zeige ich einige Ansatzpunkte zur Gewaltverminderung bzw. -vermeidung auf.

Die Problematik der Gewalt in der stationären Altenpflege ist sehr komplex, wird jedoch oft verschwiegen und tabuisiert. In den letzten Jahren gehen immer wieder einmal „Skandalmeldungen" durch die Medien. Eines der jüngsten Beispiele ist eine Gerichtsverhandlung in der sich vier Görlitzer Altenpflegerinnen vor Gericht zu verantworten hatten, weil sie über Jahre hinweg geistig verwirrte Heimbewohnerinnen geschlagen, unterversorgt und bestohlen hatten. Als Tochter einer in der stationären Altenpflege tätigen Mutter konnte ich schon oft einen Blick „hinter die Kulissen" werfen und sehen, dass Gewalt in der Pflegearbeit allgegenwärtig ist. Auf Grund dessen und im Hinblick auf die demographische Entwicklung in Deutschland und der daraus resultierenden steigenden Bedeutung der Altenpflege in der Gesellschaft und in der Sozialen Arbeit, erschien es mir reizvoll und interessant mich mit der Problematik „Gewalt in der stationären Altenpflege" auseinanderzusetzen, Ursachen und Zusammenhänge zu erkennen und mögliche Lösungsansätze zu finden.

Ich hoffe, dass auch der Leser der vorliegenden Diplomarbeit für das Erkennen von Gewalt in der stationären Altenpflege sensibler wird, die komplexen Entstehungsmechanismen besser erkennen und dadurch möglicherweise verhindern kann.

1. Überblick über die Situation der Altenpflege in Deutschland

Dieses Kapitel gibt einen kurzen und eher statistischen Überblick über die Situation der Altenpflege in Deutschland. Das Forschungsfeld „stationäre Altenpflege" soll dadurch mit Daten und Fakten unterlegt werden, um dessen Tragweite zu verdeutlichen. Dabei geben Zahlen schon einen ersten Hinweis auf kritische Zustände, die möglicherweise die Entstehung von Gewalt begünstigen. Besonders wichtig ist zudem die Kenntnis über zukünftige Entwicklungstendenzen. Denn längerfristige Lösungswege aus der Gewalt können meiner Meinung nach nur gefunden werden und wirksam sein, wenn man um zukünftig entstehende Problemlagen weiß und dieses Wissen vorausschauend mit einbezieht.

1.1 Wissenswertes zur Pflegebedürftigkeit

In Deutschland leben derzeit 82,5 Mio. Menschen, rund 20 Mio. davon sind über 60 Jahre. Also etwa ein Viertel der Deutschen sind ältere Menschen.

Mit zunehmendem Alter steigt auf Grund der körperlichen Abbauprozesse und der dadurch entstehenden Krankheiten die Wahrscheinlichkeit pflegebedürftig zu werden. Laut Statistischem Bundesamt sind über 2 Mio. Menschen in Deutschland pflegebedürftig im Sinne des Pflegeversicherungsgesetzes (SGB XI). Dies bedeutet: „Pflegebedürftig (…) sind Personen, die wegen einer körperlichen, geistigen oder seelischen Krankheit oder Behinderung für die gewöhnlichen und regelmäßig wiederkehrenden Verrichtungen im Ablauf des täglichen Lebens auf Dauer, voraussichtlich für mindestens sechs Monate, in erheblichem oder höherem Maße der Hilfe bedürfen." (§14 Abs.1 SGB XI). Je nach Schweregrad und dem damit erforderlichen Maß an Hilfestellungen wird gemäß §15 SGB XI in drei Stufen der Pflegebedürftigkeit unterschieden – erheblich Pflegebedürftige (Stufe I), Schwerpflegebedürftige (Stufe II) und Schwerstpflegebedürftige (Stufe III).

Es gibt verschiedenste Möglichkeiten zur Betreuung Pflegebedürftiger. Die Pflege kann im häuslichen Umfeld durch Angehörigen oder durch ambulante Hilfen (z.B. Sozialpflegerischer Dienst) erfolgen. Weiterhin können teilstationäre Hilfen(z.B. Tagespflege) genutzt werden. Und es besteht die Möglichkeit der Unterbringung und Pflege in einer stationären Einrichtung (z.B. Pflegeheim).

Mehr als zwei Drittel (70%) der Pflegebedürftigen werden zu Hause und 30% in Heimen versorgt. Allgemein ist ein Trend hin zur „professionellen" Pflege durch ambulante Pflegedienste und in Pflegeheimen zu erkennen (vgl. Statistisches Bundesamt 2003a). Folgende Graphik zeigt einen Überblick über die in diesem und folgendem Abschnitt skizzierten Zahlen der Pflegebedürftigen und die Art ihrer Versorgung in Deutschland.

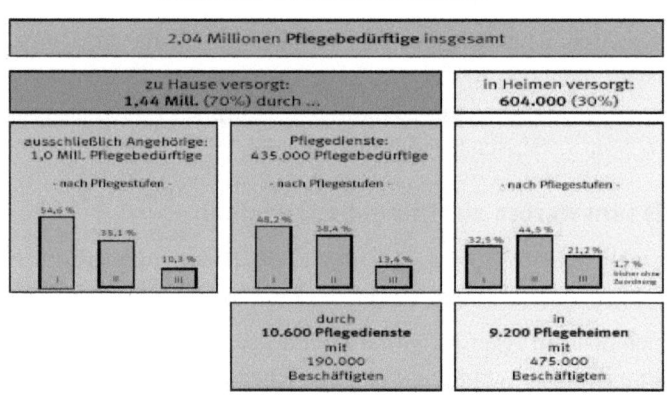

Abb. 1 Eckdaten der Pflegestatistik 2001
(Quelle: Statistisches Bundesamt 2003a)

1.2 Strukturen der Pflegeheime

In diesem Abschnitt beziehe ich mich vorrangig auf die Zahlen der vom Statistischen Bundesamt herausgegebenen „Pflegestatistik 2001".
In Deutschland gibt es nahezu 9.200 nach SGB XI zugelassene voll- bzw. teilstationäre Pflegeheime. Insgesamt werden in diesen etwa 604.000 Menschen versorgt. Man kann sagen, dass die Bedeutung der stationären Versorgung im Vergleich zu 1999 zugenommen hat. So wurden beispielsweise ca. 300 zusätzliche Heime eröffnet und 31.000 Menschen mehr im Heim betreut.

Betrachtet man die Bewohnerstruktur, so ist erwähnenswert, dass fast die Hälfte der Heimbewohner 85 Jahre und älter ist. Grund dafür ist die Tatsache, dass mit steigendem Lebensalter die Menschen in der Regel eher pflegebedürftig sind. Außerdem ist das Heimeintrittsalter an sich meist schon sehr hoch, da die zunehmend schwerere Pflegebedürftigkeit oft nicht mehr von der Familie oder ambulanten Diensten abgedeckt werden kann. So ist auch begründbar, dass der Anteil der Schwerstpflegebedürftigen im Heim 21% beträgt. In diesem Zusammenhang muss auch erwähnt werden, dass die Aufnahme in ein Pflegeheim an das Vorhandensein einer Pflegestufe gekoppelt ist.

Bei der Geschlechterverteilung der Bewohner ist auffällig, dass der Anteil der Frauen mit 79% sehr viel höher liegt als der der Männer. Erklärt werden kann dies zum einen durch deren höhere Lebenserwartung. Zum anderen durch den Frauenüberschuss, der als Folge der im 2. Weltkrieg gefallenen Männer entstand.

Bei der Ausstattung der Heime ist zu erwähnen, dass im Durchschnitt 66 Pflegebedürftige in einem Pflegeheim betreut werden. Die meisten Plätze (316.000) bei der vollstationären Dauerpflege befinden sich in 2-Bett-Zimmern und rund 310.000 Plätze in 1-Bett-Zimmern. Die 1-Bett-Zimmer gewinnen jedoch auf Grund steigender Qualitätsanforderungen an Bedeutung.

Zur personellen Ausstattung kann gesagt werden, dass 475.000 Personen in den Heimen beschäftigt sind. Im Rahmen des SGB XI, also direkt in der Pflege und Betreuung sind davon 71% tätig. Der Anteil der weiblichen Beschäftigten liegt bei 85%, was auf das häufige Ergreifen der Frauen von sozial, pflegerischen Berufen zurückzuführen ist. Der Fachkräfteanteil in der Pflege liegt bei 46%.

1.3 Zukünftige Entwicklungstrends in der Altenpflege

Betrachtet man die demographische Entwicklung in Deutschland, ist ganz deutlich zu erkennen, dass die Bevölkerung weiterhin schrumpfen und altern wird. Die gleichmäßige „Alterspyramide" des frühen zwanzigsten Jahrhundert hat sich heute schon zu einer an einigen Stellen ausgefransten „Tanne" entwickelt und wird sich bis 2050 zu einer Art „Pilz" weiterentwickeln (vgl. Meyer 1998, S.15). Laut der „10. koordinierten Bevölkerungsvorausberechnung" des Statistischen Bundesamtes wird der

Anteil der jungen Menschen unter 20 Jahren an der Bevölkerung von rund einem Fünftel im Jahr 2001 auf rund ein Sechstel im Jahr 2050 sinken. Der Anteil der über 60jährigen steigt dagegen im gleichen Zeitraum von etwa einem Viertel auf mehr als ein Drittel.

Zur Veranschaulichung der Bevölkerungsentwicklung sollen folgende Graphiken dienen:

Tabelle 3: Altersaufbau der Bevölkerung Deutschlands[1]

	Insgesamt am Jahresende	Davon im Alter von ... bis ... Jahren			
		unter 20	20 - 59	60 und älter	
				insgesamt	80 und älter
	Millionen	in %			
1950	69,3	30,4	55,0	14,6	1,0
1970	78,1	30,0	50,1	19,9	2,0
1990	79,8	21,7	57,9	20,4	3,8
2001	82,4	20,9	55,0	24,1	3,9
2010	83,1	18,7	55,7	25,6	5,0
2030	81,2	17,1	48,5	34,4	7,3
2050	75,1	16,1	47,2	36,7	12,1

1) Ab dem Jahr 2010 Schätzwerte der 10. koordinierten Bevölkerungsvorausberechnung (Variante 5 „mittlere" Bevölkerung: mittlere Wanderungsannahme W2 (jährlicher Saldo 200 000 Personen) und mittlere Lebenserwartungsannahme L2 (durchschnittliche Lebenserwartung 2050 bei 81 bzw. 87 Jahren).

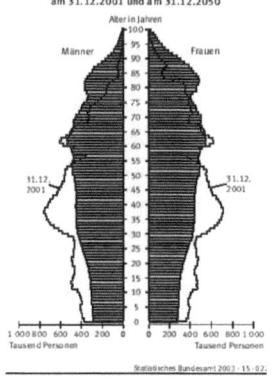

Abb. 2 u. 3 Altersaufbau der Bevölkerung in Deutschland von 1950 bis 2050 bzw. 2001 bis 2050 (Quelle: Statistisches Bundesamt 2003b)

Allein die Tatsache, dass es immer mehr ältere Menschen gibt, lässt schon einen erhöhten Bedarf an Altenpflegeeinrichtungen vermuten. Hinzu kommt, dass auf Grund der steigenden Lebenserwartung immer mehr Menschen 80 Jahre und älter werden und deren Anteil an der Bevölkerung sich im Zeitraum 2001 bis 2050 wahrscheinlich verdreifachen wird. Da in dieser Altersgruppe auf Grund der stark voranschreitenden körperlichen und geistigen Abbauprozesse, die Wahrscheinlichkeit pflegebedürftig zu werden sehr hoch ist, wird der Bedarf speziell an stationären Pflegeeinrichtungen steigen. Nicht zuletzt auch dadurch, dass es immer weniger jüngere Familienangehörige gibt, die die Pflege übernehmen können und wollen. Der politische Trend verläuft jedoch eher dahingehend, dass die kostengünstigere ambulante Pflege zunehmend vor der kostenintensiven Stationären gefördert und ausgebaut wird. Somit ist mit weiteren Einsparungen in der stationären Altenpflege zu rechnen.

Für die Pflegeheime und ihre Mitarbeiter hat das zunehmende Alter der Bewohner starke Auswirkungen. So steigt der Bedarf an medizinisch-pflegerischen Versorgungsleistungen und es erhöht sich der Anteil der demenziell oder gerontopsychiatrisch veränderten Bewohnern, die einer aufwendigen und speziellen Betreuung bedürfen.

Dies unterstützt die momentan schon problematische Entwicklung der zunehmenden Arbeitsverdichtung für Pflegeheime und vor allem für deren Mitarbeiter (vgl. dip 2003). So steigen einerseits die Anzahl der Pflegebedürftigen und der Bedarf an spezieller und intensiver Betreuung. Andererseits steht immer weniger (qualifiziertes) Personal zur Verfügung. Begründet werden kann dies durch finanzielle Sparmaßnahmen, aber zunehmend wird es auch auf die fehlende Attraktivität des Berufes und des immer geringer werdenden Anteils der Menschen im Erwerbsalter zurückzuführen sein.

Auf die Frage, wie die Pflege alter Menschen angesichts der (demographischen) Entwicklungen zukünftig finanziert werden soll, möchte ich nicht näher eingehen, sondern sie nur als Denkanstoß aufführen.

Zusammenfassend könnte man zur Entwicklung der stationären Altenpflege sagen, dass der Bedarf und die Anforderungen an Pflegeheime und ihre Mitarbeiter steigen werden, die zur Verfügung stehenden Ressourcen (z.B. Personal, Finanzen) jedoch stagnieren bzw. sogar abnehmen werden.

2. Begriffliche Klärungen zur Thematik „Gewalt"

Nachdem das Forschungsfeld „stationäre Altenpflege" näher betrachtet wurde, sollen im diesem Kapitel begriffliche Klärungen zur Thematik „Gewalt" erfolgen. So geht es im ersten Abschnitt um die Findung einer für diese Diplomarbeit geltenden Arbeitsdefinition von Gewalt. Anschließend werden die Elemente des Gewaltendreiecks von Galtung kurz erläutert, da ich auf dessen Grundlage das sechste Kapitel „ Formen der Gewalt in der stationären Altenpflege" aufgebaut habe.

2.1 Definition des Begriffs Gewalt

Zu Beginn muss gesagt werden, dass es keine einheitliche Definition von Gewalt gibt. Vielmehr existiert ein fast unüberschaubares Sammelsurium an Definitionen, die für die Praxis mehr oder weniger relevant sind. Aus diesem Grund erscheint mir die Findung einer für die Thematik dieser Diplomarbeit sinnvollen Gewaltdefinition angebracht.

Der Begriff Gewalt ist auf das althochdeutsche Wort „waltan" zurückzuführen, was so viel bedeutet wie „herrschen ", „stark sein". Er wird grundsätzlich in zweierlei Hinsicht benutzt. So ist Gewalt zum einen eine (negative) Qualität zwischenmenschlicher Beziehungen. Zum anderen hat sie sich in unserer Gesellschaft als eine legitime und von der Mehrheit geduldete bzw. gewünschte Beziehungsform im so genannten Gewaltmonopol des Staates etabliert (vgl. Büttner 1997, S.420).

Es gibt Definitionen in denen der Gewaltbegriff nur mit körperlicher Gewalt in Verbindung gebracht wird. In vorliegender Diplomarbeit soll er jedoch weiter gefasst werden, wobei ich mich der Sichtweise von Ruthemann (1993) anschließe, die teilweise auch zu anderen Definitionen konträr läuft. So lautet die für diese Diplomarbeit geltende Arbeitsdefinition:
Von Gewalt wird gesprochen, wenn eine Person zum „Opfer" wird. Dies geschieht dann, wenn die Person vorübergehend oder dauernd daran gehindert wird nach ihren Wünschen und Bedürfnissen zu leben und zu handeln. Diese Beeinträchtigung kann durch Personen, (institutionelle) Strukturen und kulturell bedingte Faktoren geschehen.

Gewalt sollte aus der Sicht der geschädigten Person definiert werden. Das heißt, weniger die Absicht des „Täters" muss im Blickfeld stehen, sondern primär die unangenehme und beeinträchtigende Wirkung auf das „Opfer".

Diese Sichtweise entspricht dem Anliegen meiner Diplomarbeit. Denn für mich geht es nicht vorrangig darum, einzelnen „Tätern" schädigende Absichten zu unterstellen bzw. nachzuweisen. Vielmehr soll es um das Erkennen der unangenehmen oder schädlichen Auswirkungen des Handelns gehen, welche teilweise von den „Tätern" selbst nicht bemerkt werden.

2.2 Vorstellung des „Gewaltendreiecks" nach Galtung

In meiner für diese Diplomarbeit festgelegten Arbeitsdefinition von Gewalt heißt es, dass „die Beeinträchtigung durch Personen, (institutionelle) Strukturen und kulturell bedingte Faktoren geschehen kann". Dieser Aussage zu Grunde liegt das vom Friedensforscher Johann Galtung definierte „Gewaltendreieck". Nach Galtung (1975, 1993 zitiert nach

Hirsch 2000) ergeben sich drei Hauptebenen von Gewalt - personale, strukturelle und kulturelle- die als „Gewaltendreieck" zusammenhängen und wirken.

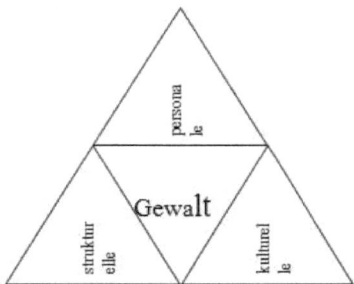

Abb. 4 „Gewaltendreieck" nach Galtung

Personale Gewalt ist am ehesten fassbar. Sie beschränkt sich auf bestimmtes Handeln oder Nicht– Handeln einer Person bezogen auf eine andere Person. „Täter" und „Opfer" stehen sich in einer Beziehung gegenüber.

Strukturelle Gewalt ist eine „Gewalt von Oben", welche häufig gar nicht bewusst wahrgenommen wird, da die Verantwortlichen meist nicht direkt erkennbar sind. Man könnte in diesem Zusammenhang von „Schreibtischtäter" sprechen.

Oft ist strukturelle Gewalt Auslöser von personaler Gewalt, welche dann jedoch auf Grund ihrer besseren Erkennbarkeit meist stärker im Blickpunkt der Aufmerksamkeit steht.

Meiner Meinung nach Bedarf die strukturelle Gewalt gerade im Bereich der Altenpflege besonderer Beachtung, da sie nicht minder vertreten ist bzw. Ursache personaler Gewalt sein kann.

Unter kultureller Gewalt sind gesellschaftliche Wertvorstellungen und Vorurteile zu verstehen, die eine Verringerung von Gewalt erheblich erschweren (vgl. Hirsch 2000).

Zusammenfassend könnte man sagen, dass „direkte Gewalt ein Ereignis, strukturelle ein Prozess und kulturelle eine mehr oder weniger schwer veränderliche permanente Größe (ist)" (Hirsch 2000).

Mit Hilfe dieser Gewaltebenen wird die Komplexität von Gewaltstrukturen deutlich. Es zeigt auch, dass es für deren Beseitigung zu einseitig wäre beispielsweise nur bei der von den Pflegekräften ausgehenden personalen Gewalt anzusetzen.

In welcher Gestalt die verschiedenen Gewaltformen in der stationären Altenpflege auftreten, kann in Kapitel sechs dieser Diplomarbeit nachgelesen werden.

3. Theoretische Erklärungsansätze zur Gewaltentstehung

Es gibt viele verschiedene theoretische Erklärungsansätze zur Entstehung von Gewalt. Eine Zusammenstellung einiger Ansätze kann im Anhang A nachgelesen werden. Darunter ist keine einzig wahre Theorie zu finden, denn für die Erklärung eines konkreten Gewaltphänomens ist stets eine Sammlung verschiedener Faktoren nötig. Daher ist es auch wenig sinnvoll für die Vielzahl von gewalttätigen Erscheinungen eine einheitliche Erklärung zu suchen (vgl. Nolting 1997, S.50).

Ich möchte aus diesem Grund zwei Theorien näher betrachten - die „Frustrations- Aggression- Hypothese" nach Dollard und die Lerntheorien, hierbei insbesondere das „Lernen am Modell" nach Bandura. Sie beruhen jeweils auf einen anderen Denkansatz und ermöglichen somit verschiedene Sichtweisen auf ein Problem. Dabei stehen sie sich jedoch nicht konträr, sondern eher ergänzend gegenüber.

In den folgenden Kapiteln werde ich die vorgestellten Theorien immer wieder zur Erklärung von Gewaltenstehungsprozessen in der stationären Altenpflege heran ziehen, jedoch für eine bessere Anschaulichkeit schon in diesem Kapitel mit kurzen Beispielen aus dem Pflegealltag ergänzen.

Die Theorien zur Erklärung von Gewalt stammen aus der Aggressionsforschung, da Aggression als Ursache für gewalttätiges Handeln angesehen wird (vgl. Meyer 1998, S.45). Aus diesem Grund soll sich der Leser nicht daran stören, wenn teilweise das Wort „Aggression" anstatt „Gewalt" auftaucht. Ich habe die Definition des Gewaltbegriffes in der vorliegenden Diplomarbeit sehr weit gefasst, so dass der Einfachheit halber in diesem Rahmen Aggression mit Gewalt gleich gesetzt werden kann.

3.1 Frustrations-Aggressions-Hypothese nach Dollard

Die Frustrations- Aggressions- Hypothese ist eine psychologisch orientierte Theorie, die 1939 von einer Forschergruppe um J. Dollard veröffentlicht wurde. Die ursprüngliche Kernaussage der Theorie war, dass Frustration immer zu irgendeiner Form von Aggression führt, und dass diese immer Folge von Frustration ist.

Durch zahlreiche Experimente wurde jedoch erkannt, dass die Aussage in der Form nicht stimmt. So wird beispielsweise auf Frustration nicht zwangsläufig mit Aggression, sondern auch mit anderen Reaktionen wie Weinen oder Flucht reagiert.

Aus diesem Grund modifizierte Berkowitz 1962 die Theorie dahingehend, dass die Reaktion einer Person davon beeinflusst wird, wie diese ihre Frustration wahrnimmt. So folgt auf Frustration nicht sofort Aggression,

sondern erst eine interpretationsabhängige Gefühlsreaktion (vgl. Meyer 1998, S.47). Wird das Ereignis als bedrohlich empfunden entstehen Gefühle (emotionale Erregungen) wie Ärger, Wut, Zorn, aber auch Angst, wodurch sich die innere Bereitschaft für aggressives Verhalten erhöht.

Frustration → Ärger, Wut, Zorn → Aggression

Abb. 5 Frustrations-Aggressions-Hypothese
(Quelle: Möglich 2003, S.32)

Ob Aggression überhaupt auftritt ist abhängig davon, wie die Person eine Situation bewertet. Fühlt sie sich dadurch überhaupt frustriert (Für den einen ist es eine konstruktive Kritik für den anderen eine Beleidigung.) und wenn ja, in welcher emotionalen Färbung (Die einen sind entmutigt, die anderen verärgert.).

Auftretende Frustrationen werden in drei Arten unterschieden (vgl. Nolting 1997, S.69):

Hindernisfrustration:

Hier wird eine zielbezogene Aktivität durch eine „Barriere" gestört. Dies ist eine Frustration im engeren Sinn und entspricht der Definition der ursprünglichen Fassung der Theorie. Oft führen Hindernisfrustrationen allein nicht direkt zu aggressivem Verhalten, sondern eher zu Alternativen wie der Suche nach neuen Lösungen, entschärfender Bewertung der Situation (Humor), nicht direkt gegen Person gerichtetes Fluchen oder Resignieren.

Als Beispiel aus dem Pflegealltag könnte folgende Situation genannt werden: Die Pflegkraft hat Dienstschluss und ist in Eile, da sie einen wichtigen Termin hat. Gerade als sie gehen möchte stürzt ein Heimbewohner vor deren Augen. Die Pflegekraft möchte eine zielbezogene Aktivität ausführen – sie möchte den Arbeitsplatz schnellst möglich verlassen, um den Termin wahrnehmen zu können. Der Sturz des Heimbewohners hindert sie jedoch daran. Ein Gefühl des Ärgers kommt auf. Folge dessen kann sein, dass die Pflegekraft aggressiv reagiert, indem sie den Heimbewohner mit den Worten: „Können Sie nicht aufpassen" verbal angreift, ihn grob anfasst oder überhaupt nicht hilft. Eher wahrscheinlich ist jedoch, dass daraufhin kein aggressives Verhalten gezeigt wird. Die Pflegekraft kann beispielsweise die Situation entschärfen und neu bewerten indem sie denkt, dass der Bewohner ja nichts dafür kann, auch trotzdem noch genügend Zeit verbleibt um den Termin wahrzunehmen und Helfen jetzt einfach wichtiger ist.

<u>Provokation:</u>

Dies sind Bedingungen, die eine Zielaktivität nicht direkt behindern, aber auf den Menschen störend wirken. Hierzu zählen verbale Angriffe (Beleidigung, Drohungen), Belästigungen, unfreundliche Behandlungen und körperliche Angriffe (Anrempeln). Experimente zeigen, dass diese Verhaltensweisen, die man eigentlich auch schon als eine Form von Gewalt bezeichnen kann, öfter aggressive Reaktionen hervorrufen als Frustration im engeren Sinne (vgl. Nolting 1997, S.74).

Als Beispiel möchte ich hier die in der Einleitung meiner Diplomarbeit beschriebene Begebenheit anbringen, in der die Heimbewohnerin zum Essen gedrängt wird, obwohl sie dies nicht möchte. Sie fühlt sich genötigt. Diese Frustration löst vermutlich Gefühle wie Wut, aber vielleicht auch Angst aus. Dies führt dazu, dass die Heimbewohnerin mit Gewalt reagiert, indem sie die Pflegerin („Frustrationsquelle") anspuckt. Dieser körperliche Angriff stellt für die Pflegerin wiederum eine Provokation dar, sie wird wütend und reagiert mit psychischer Gewalt, indem sie im barschen Ton „Dann eben nicht!" sagt, aufsteht und geht.

Physische Stressoren:

Hierunter sind äußere Einflüsse wie Lärm, Hitze, schlechte Luft, Menschengedränge, aber auch Schmerzen zu verstehen. Sie können aggressives Verhalten fördern, haben aber nicht so eine hohe Gewichtung wie andere Faktoren. Oft versuchen Menschen Stressquelle auf konstruktiven Weg abzustellen, ihnen zu entfliehen oder sie zu ignorieren.

Im Pflegealltag könnten physische Stressoren wie folgt aussehen. Die Pflegekraft kommt morgens unausgeschlafen und mit starken Kopfschmerzen auf Arbeit. Als sie das erste Zimmer betritt ist die Luft stickig und es riecht nach Kot und Urin. Im Nebenzimmer schreit ein Bewohner ständig „Mamma, Mamma, Mamma!". Die Pflegkraft könnte sich in diesem Fall so frustriert fühlen, dass Ärger in ihr aufsteigt und sie mit Gewalt reagiert, indem sie beispielsweise den Heimbewohner sehr grob und schnell wäscht. Wahrscheinlich wird sie jedoch zunächst versuchen so viel wie möglich physische Stressoren abzustellen. Sie könnte demnach erst einmal das Zimmer gut lüften, gegen die Müdigkeit einen Kaffee trinken, eine Kopfschmerztablette nehmen und den schreienden Heimbewohner beruhigen.

Treten mehrere Frustrationen gleichzeitig auf, erhöht sich die Wahrscheinlichkeit für aggressives Verhalten.

Aggressives Verhalten kann durch drohende Bestrafung gehemmt werden. Dabei kann es jedoch dazu kommen, dass die Aggression stellvertretend an einem „sichereren" Ziel ausgelassen wird. Hierbei spricht man von einer „Verschiebung" der Aggression. „Sichere Ziele" sind dabei oft Personengruppen, die sich ohnehin schon in gefährdeten Positionen befinden und mit größter Wahrscheinlichkeit nicht zurückschlagen werden (vgl. Meyer 1998, S.47). Also beispielsweise Frauen und ältere pflegebedürftige Menschen.

Wie eine Person dann letztendlich reagiert ist bei jedem unterschiedlich und hängt mit dem zur Verfügung stehenden Verhaltensrepertoire zusammen. Menschen die häufig zu heftigen Aggressionsausbrüchen neigen haben oft ein Defizit an erlernten sozialen Kompetenzen. Sie besitzen nur die Grundausstattung „Flucht oder Angriff" und kennen wenig konstruktive alternative Verhaltensweisen, wie sprachliches Argumentieren oder Konfliktregulierung. Die einem Menschen zur Verfügung stehenden

Verhaltensweisen werden erlernt. Wie dies geschieht, kann im folgenden Abschnitt (3.2) anhand der Lerntheorien nachempfunden werden.

3.2 Lerntheorien

3.2.1 Allgemeiner Überblick

Die lerntheoretische Auffassung über die Entstehung von Gewalt ist im Vergleich zu anderen Theorien noch verhältnismäßig jung (vgl. Mayer 1998, S.48). Ihr prominentester Vertreter ist Albert Bandura auf dessen Theorie „Lernen am Modell" ich im nächsten Abschnitt (3.2.2) näher eingehen möchte.

Die Lerntheorien gehen davon aus, dass aggressives Verhalten wie jedes soziale Verhalten überwiegend durch Lernen erworben wird. Einige der elementaren Formen körperlicher Aggression können mit minimaler Anleitung vervollkommnet werden, aber die meisten aggressiven Verhaltensweisen erfordern komplizierte Fertigkeiten, die ausgedehnte Lernprozesse verlangen (vgl. Bandura 1979, S.78).

Vom Standpunkt des sozialen Lernens aus wird der Mensch weder durch innere Kräfte getrieben noch durch Umwelteinwirkungen hilflos herumgestoßen (vgl. Bandura 1979, S.59). Verhaltensmuster können durch unmittelbare Erfahrung oder durch Beobachtung des Verhaltens anderer erworben werden. Man kann demnach folgende Arten des Lernens von aggressivem Verhalten unterscheiden:

<u>Klassisches Konditionieren (Signallernen)</u>

Wenn ein neutraler Reiz öfters zusammen mit einem erregenden Reiz auftritt, kann dieser eigentlich neutrale Reiz so konditioniert werden, dass er allein schon zum Auslöser für die Wirkung des erregenden Reizes wird.

Bezogen auf Gewalt in der stationären Altenpflege könnte als Beispiel der Ton der Rufanlage genannt werden. Das oft in den Augen der Pflegekräfte sinnlose Klingeln der Heimbewohner, macht die Pfleger wütend. Dies kann dazu führen, dass sie auf den Ton der Rufanlage, welcher eigentlich ein neutraler Reiz ist, schon aggressiv reagieren, obwohl ihnen das Anliegen des Bewohners noch nicht bekannt ist.

Operantes Konditionieren (Lernen am Erfolg):

Dies ist die elementare Form des Lernens und beruht auf unmittelbarer Erfahrung nach dem Prinzip „Versuch- Irrtum". So werden in bestimmten (neuen) Situationen Verhaltensweisen ausprobiert. Wenn sie erfolgreich sind, werden sie beibehalten bei Misserfolg eher nicht.

Behandelt beispielsweise eine Pflegekraft einen Bewohner sehr unfreundlich, so wird dieser zukünftig weniger von dieser Person verlangen. Dadurch wurde das eigentlich negative Verhalten belohnt, was die Wahrscheinlichkeit erhöht, dass dieses Verhalten wieder angewendet wird.

Lernen am Modell:

Lernen am Erfolg bzw. Misserfolg allein wäre sehr mühsam und teilweise gefährlich. So werden die meisten komplexen Verhaltensmuster durch die Beobachtung anderer Personen erlernt, was als „Lernen am Modell" bezeichnet werden kann. Auf Grund dessen großer Bedeutung möchte ich es im folgenden Abschnitt (3.2.2) näher erläutern.

3.2.2 Lernen am Modell nach Bandura

Nach Bandura (1979) werden die meisten komplexen Verhaltensmuster, auch aggressives Verhalten, durch Beobachtung von Modellpersonen erlernt.

Durch das Betrachten eines Modells kann es zu drei verschiedenen Lerneffekten kommen:

Modellierender Effekt:

Durch Beobachtung wird eine neue Verhaltensweise erlernt und im Gedächtnis gespeichert. In einer adäquaten Situation kann diese abgerufen werden, was jedoch nicht zwangsläufig erfolgen muss. Als geeignet wird eine Situation angesehen, wenn das Verhalten Erfolg verspricht und nicht durch Strafandrohung oder moralische Bedenken gehemmt wird.

Im Pflegealltag könnte der modellierende Effekt in etwa so aussehen: Eine Pflegekraft beobachtet, wie ihre Kollegin einen ständig unruhig herumlaufenden Heimbewohner fixiert, indem sie den Stuhl so unter den Tisch schiebt, dass der Heimbewohner nicht von selbst aufstehen kann. Die Pflegekraft hat mit dieser Beobachtung eine neue Verhaltensweise kennen gelernt, welche sie in Zukunft vielleicht selbst einmal anwenden wird.

Enthemmender/ hemmender Effekt:

Durch das Beobachten von schon gelernten Verhalten sinkt oder steigt die Hemmschwelle selbiges Verhalten in einer ähnlichen Situation anzuwenden. Ist das Modell mit seinem Verhalten erfolgreich, sinkt die Hemmschwelle des Beobachters dieses Verhalten anzuwenden. Hat es nicht den gewünschten Erfolg und wird vielleicht sogar bestraft, steigt die Schwelle.

In diesem Zusammenhang möchte ich noch einmal das vorherige Beispiel anbringen. Die Pflegkraft sieht, dass auch die Pflegedienstleiterin unruhige Bewohner mit ihrem Stuhl am Tisch fixiert, um diese nicht ständig beaufsichtigen zu müssen bzw. in Ruhe das Essen ausgeben zu können. Die Pflegekraft beobachtet somit eine ihr schon bekannte Verhaltensweise und deren Erfolg. Zusätzlich besitzt das Modell auch noch einen höheren Status. Dadurch sinkt die Hemmschwelle dieses Verhalten anzuwenden. Es ist wahrscheinlich, dass die Pflegekraft dieses Verhalten in ähnlichen Situationen anwendet.

Auslösender Effekt:

Die Beobachtung von Verhaltensweisen löst beim Beobachter bereits vorhandenes (ähnliches) Verhalten aus.

Einen auslösenden Effekt im Pflegealltag kann das laute Schreien eines Heimbewohners haben. Es kann dazu führen, dass andere Heimbewohner als Reaktion darauf ebenfalls Schreien, weil sie sich beispielsweise mehr Aufmerksamkeit wünschen

Das Beobachten eines Modells kann also dazu führen, dass neue Verhaltensweisen erlernt werden, dass die Hemmschwelle für vorhandene Verhaltensweisen steigt oder sinkt und es kann bestehendes Verhalten auslösen (vgl. Bandura 1979, S.86).

Damit aber eine Person überhaupt erst als Vorbild für Lernprozesse wahrgenommen wird, muss sie bestimmte Charakteristika besitzen. So kommt beispielsweise dem sozialen Status des Modells eine große Bedeutung zu. Personen, die einen höheren sozialen Status, Macht und Prestige haben werden eher nachgeahmt als Personen mit gleichem oder niedrigerem Status, denn sie scheinen mit ihrem Verhalten mehr Erfolg gehabt zu haben. Weiterhin ist eine emotionale Beziehung zwischen

Modell und Beobachter wichtig. Je intensiver die Beziehung, desto höher ist die Wahrscheinlichkeit der Verhaltensnachahmung.

Bandura (1979) geht im Gegensatz zur Aggressions- Frustrations-Hypothese davon aus, dass Menschen nicht unbedingt in Wut gebracht oder emotional erregt werden müssen, um sich aggressiv zu verhalten. Eine Kultur kann auch wenn sie Frustrationen auf einem niedrigen Niveau hält aggressive Menschen hervorbringen, indem aggressive Fertigkeiten hoch geschätzt, erfolgreiche aggressive Modelle gezeigt werden und die Gewähr geboten wird, dass aggressives Verhalten belohnt wird.

Da aggressives Verhalten seinen Ursprung nicht im Inneren des Menschen hat und seine sozialen Bedingungen veränderbar sind, hat die Theorie des Sozialen Lernens eine optimistischere Auffassung darüber, dass der Mensch das Ausmaß seines aggressiven Verhaltens reduzieren kann (vgl. Bandura 1979, S.77).

4. Fallbeispiel

Um einen Einblick in den Pflegealltag zu gewinnen, habe ich eine in der stationären Altenpflege tätige Krankenschwester gebeten, einen ihrer Arbeitstage in Form eines „Yesterday-Protokolls" zu schildern. Das bedeutet, dass die Pflegekraft ihren vergangenen Arbeitstag mit einem gewissen (zeitlichen) Abstand rückblickend schildert und reflektiert. In den darauf folgenden Kapiteln werde ich dieses Fallbeispiel immer wieder zur Veranschaulichung und Erklärung heran ziehen.

Ich möchte noch erwähnen, dass die von mir ausgewählte Pflegekraft die Thematik meiner Diplomarbeit kannte und demzufolge bei ihren Schilderungen eine erhöhte Aufmerksamkeit auf konflikthafte Pflegesituationen gelegt hat.

<u>Mein heutiger Arbeitstag</u>

Nach einer für mich wieder einmal sehr anstrengenden Frühschicht, sitze ich nun im Garten und werde versuchen meinen Arbeitstag noch einmal Revue passieren zu lassen.

Um 5.45 Uhr begann heute Morgen mein 11.Arbeitstag in Folge. Meine Arbeitszeit fängt eigentlich erst 6.00 Uhr an, aber vor dieser Zeit muss noch die Dienstübergabe gemacht werden, da wir sonst unser Arbeitspensum nicht schaffen. Neben dem allgemeinen Übergabebericht der Nachtwache haben wir von unserer Pflegedienstleiterin heute Morgen gleich wieder einmal eine „Standpauke" über eine Lappalie vom Vortag erhalten. Es herrschte „dicke Luft" und mittlerweile waren wir auch schon 10 Minuten über der Zeit, was bedeutete, dass wir uns beim Wecken und Waschen der Bewohner besonders beeilen mussten, denn bis 8.00 Uhr müssen alle Bewohner am Frühstückstisch sitzen.

An diesem Morgen war ich als professionelle Pflegekraft (examinierte Krankenschwester) mit einem Pflegehelfer und einer Praktikantin für die Versorgung von 29 Heimbewohnern meist mit Pflegestufe II/III zuständig.

Ich habe schnell die Aufgaben für den Pflegehelfer und die Praktikantin verteilt und bin dann auf meine eigene morgendliche „Tour" gegangen.

Im ersten Zimmer schlief Heimbewohnerin A noch fest. Kein Wunder denn die Nachtwache hatte mir schon berichtet, dass Frau A auf nächtlichen „Streifzügen" durch die Gänge der Station war. Leider kann ich darauf keine Rücksicht nehmen. Also habe ich sie geweckt und zu einem „zügigen Aufstehen" motiviert, denn sie kann sich noch selbst waschen und anziehen, benötigt dazu jedoch viel Zeit, so dass sie schon früh beginnen muss, um bis zum Frühstück fertig zu werden.. Frau A murmelte mehrfach „Lassen Sie mich in Ruhe!". Ich konnte es aber leider nicht, so dass ich ihre Bettdecke noch hoch gehoben habe in der Hoffnung, dass sie dadurch richtig wach wird.

Ich durfte mich nicht länger verweilen, denn ich musste zu den nächsten Heimbewohnern. Das morgendliche Ablaufschema sieht in etwa so aus: Aus dem Bett heben, auf Toilette setzen, Waschen, Wundversorgung, Anziehen.

Frau B war heute Morgen wieder ganz weinerlich als ich in ihr Zimmer kam. Sie hielt meine Hand fest und sagte immer wieder unter Tränen: „Lassen sie mich nicht allein Schwester! Helfen sie mir!". In solchen Momenten muss ich immer wieder „schlucken". Ich habe versucht sie zu beruhigen, musste sie jedoch auch dazu drängen, dass sie aufsteht und sich waschen lässt.

Zu Herrn C gehe ich meist ungern ins Zimmer. Er wiegt fast das Doppelte meines Körpergewichtes und kann (oder will?) fast überhaupt nicht unterstützend bei der Pflege mitwirken – Schwerstarbeit! Zudem ist er mit sich und seiner Situation so unzufrieden, dass er dies regelmäßig am

Personal auslässt. Heute Morgen hat er wieder einmal das Zähneputzen verweigert und mich angespuckt. Am liebsten wäre ich vor Wut aus dem Zimmer gegangen und hätte ihn sitzen gelassen. Ich mühe mich ab, habe sowieso schon starke Rückenschmerzen und er schikaniert ständig und das ganz bewusst. Ich kann und will mir nicht alles gefallen lassen! So hat Herr C heute Morgen nicht seine heiß geliebte Puddingsuppe bekommen. Ich weiß, dass es nicht in Ordnung ist, aber ich bin ehrlich und sage auch, dass es mir nach dieser „kleinen Rache" besser ging.

Da die Praktikantin erst seit zwei Tagen bei uns arbeitet und verständlicherweise vieles noch nicht kann bzw. zu langsam ist, musste ich auch noch zwei Heimbewohner zusätzlich versorgen.

Pünktlich 8.00 Uhr sitzen dann alle Heimbewohner am Frühstückstisch. Manchmal bin ich selbst überrascht, wie wir das wieder geschafft haben. Nun wird das Frühstück von uns zurechtgemacht, ausgeteilt und wenn nötig verabreicht. Frau D wollte wie so oft wieder nichts essen oder trinken. Ich wies sie darauf hin, dass sie etwas essen und vor allem trinken muss. Als sie dies ignorierte, habe ich ihr versucht etwas Nahrung „einzuflößen". Während dessen entstand ein Tumult unter den Heimbewohnern am Nebentisch, weil die geistig verwirrte Frau D Essen vom Teller des Herrn C genommen hatte.

Bis 8.30 Uhr müssen dann alle Bewohner aufgegessen haben, da das Geschirr um diese Zeit wieder in die Küche zurück geschickt wird.

Nach dem Frühstück ist „Toilettentraining", d.h. alle Heimbewohner werden auf die Toilette gebracht, wo sie sich möglichst zügig „entleeren" sollen.

Anschließend werden einige der Heimbewohner wieder zu Bett gebracht und Andere in den Aufenthaltsraum gesetzt. Aus Langeweile versuchen sich manche Heimbewohner selbst zu „beschäftigen", indem sie Wippen, Geräusche machen oder Schreien. Die Ergotherapeutin war heute auf der anderen Station, so dass ich die Praktikantin gebeten habe, sich doch etwas um diese Pflegebedürftigen zu kümmern. Mir persönlich bleibt leider kaum Zeit diese Aufgabe zu übernehmen. Ich muss die Sonderpatienten pflegen und die medizinische Versorgung wie Injektionen, Verbände oder Messungen durchführen. Der Pflegehelfer badet während dessen die nach Badeplan vorgegebenen Heimbewohner.

Dazwischen habe ich meine 30minütige Frühstückspause. Alle Mitarbeiter haben diese zeitlich versetzt, da immer jemand auf Station sein muss. So konnte ich mich auch heute nur mit Kollegen von den anderen Stationen unterhalten.

Ganz „nebenbei" muss ich nach den „Klinglern" (Bewohner, die die Ruftonanlage betätigen) schauen, die Fragen der Angehörige der Heimbewohner beantworten, die Praktikantin anleiten, Ärzte „empfangen" und über den Gesundheitszustand des Patienten informieren, Termine koordinieren, Arbeit delegieren usw.. Dabei soll ich dann immer noch ruhig, zu jedem freundlich und zugewandt sein – und das nach 11 Arbeitstagen!

Dann beginnt auch schon wieder die „Mittagstour". Alle im Bett befindlichen Heimbewohner müssen wieder „frisch" gemacht werden, so dass bis 11.15 Uhr alle im Speiseraum sitzen. Sie müssen dann eine halbe Stunde warten, denn in dieser Zeit verabreichen wir den Bettlägerigen ihr Mittagessen. Logischerweise müssen wir auch hier zwangsweise „Tempo machen", denn 11.45 Uhr kommt das Mittagessen für die restlichen Heimbewohner aus der Küche. Wir geben das Essen aus und verabreichen es den Pflegebedürftigen, die es nicht allein bzw. zu langsam essen können. Heute hat Frau E während des Essens die ganze Zeit „La,la,la,la!" gerufen, wodurch ich und auch die anderen Heimbewohner ziemlich genervt waren.

12.05 Uhr werden die ersten Heimbewohner schon wieder zu Bett gebracht, weil der Pflegehelfer nur eine 6-Stundenkraft ist, demnach 12.30 Uhr Dienstschluss hat und ich anschließend nur noch allein mit der Praktikantin bin. Die restliche Zeit vergeht mit Aufgaben wie am Vormittag. Hinzu kommt noch der zeitaufwendige „Schreibkram" zur Dokumentation. Nach der Dienstübergabe mit der Spätschicht habe ich dann 14.30 Uhr endlich Feierabend!

Rückblickend muss ich feststellen, dass heute ein ganz „normaler" Arbeitstag ohne größere Zwischenfälle war – keine Notfälle, keine Sterbefälle. Meine physischen und psychischen Kräfte sind jetzt jedoch wirklich aufgebraucht, so dass ich froh bin morgen endlich frei zu haben!

Und noch etwas – ich hoffe, dass mir persönlich später einmal das Schicksal unserer Heimbewohner erspart bleibt!

*Der reißende Fluss wird gewalttätig genannt,
aber das Flussbett das ihn einengt nennt keiner gewalttätig!*

Berthold Brecht

5. Ursachen von Gewalt in der stationären Altenpflege

Spricht man von Gewalt in der stationären Altenpflege ist es wichtig, deren Ursachen zu ergründen. Denn dadurch kann eine gewisse Sensibilität und ein Verständnis aller Beteiligten untereinander aufgebaut werden, was wiederum die Vermeidung dieser Ursachen und somit das Verhindern von Gewalt erst ermöglicht.

Damit nicht nur wie Brecht sagt, der „reißende Fluss" gewalttätig genannt wird, möchte ich neben Ursachen innerhalb der Pflegebeziehung auch das „einengende Flussbett", also Ursachen und dabei vor allem strukturelle Zwänge außerhalb der Beziehung betrachten. Weiterhin unterscheide ich dabei jeweils in mögliche Frustrationen beim Heimbewohner und bei den Pflegekräften, um ein gewisses Verständnis für beide Seiten zu wecken, deren „Liste der Frustration" in etwa gleich lang ist.

In diesem Zusammenhang möchte ich auch noch einmal darauf hinweisen, dass Frustration der Auslöser für Gewalt sein kann, aber nicht sein muss (vgl. Frustrations- Aggressions-Hypothese, Kap. 3.1).

5.1 Ursachen außerhalb der pflegerischen Beziehung

Außerhalb der direkten Pflegebeziehung gibt es viele Ursachen für Frustration sowohl bei den Heimbewohnern, als auch den Pflegekräften, die sich wiederum auf die Pflegebeziehung zueinander auswirken können. Im ersten Abschnitt betrachte ich jedoch zunächst das Altenpflegeheim als „totale Institution", da diese Struktur meiner Meinung nach ein erhöhtes Gewaltenstehungsrisiko in sich birgt.

5.1.1 Das Altenpflegeheim als „totale Institution"

Heimbewohner und Pflegepersonal sind in der stationären Altenpflege im besonderen Maße strukturellen Zwängen ausgesetzt. Diese können frustrierend wirken, an sich schon eine Form von Gewalt darstellen und die Entstehung von personaler Gewalt begünstigen. Zurückzuführen lässt sich dies auf die spezifischen Organisationsstrukturen von Pflegeheimen, die mit Goffmans Konzept der „Totalen Institution" beschrieben werden können.

Unter „totaler Institution" versteht Goffman (1972) eine „Wohn- und Arbeitsstätte von ähnlich gestellten Menschen, die für längere Zeit von der übrigen Gesellschaft abgeschnitten sind und miteinander ein abgeschlossenes, formal reglementiertes Leben führen" (S.11). Er unterscheidet fünf Typen totaler Institutionen, darunter beispielsweise auch Gefängnisse. Das Altenheim zählt er zu jenen „Anstalten", die zur Fürsorge für Menschen eingerichtet wurden, die als unselbständig und harmlos gelten. Das gemeinsame Grundmerkmal aller totalen Institutionen besteht darin, dass die Schranken, die die drei Lebensbereiche Arbeit, Freizeit Schlafen normalerweise voneinander trennen, aufgehoben sind. So vollziehen sich alle Aktivitäten an der gleichen Stelle und unter derselben Autorität. Alle Phasen des Tagesablaufes sind genau geplant, unterliegen formaler Regeln und werden durch leitende Personen überwacht. Und es besteht eine fundamentale, kastenähnliche Trennung zwischen „Insassen" und Personal. Totale Institutionen sind „soziale Zwitter". Sie sind einerseits Wohn- und Lebensgemeinschaft, andererseits aber auch formale Organisation, die nach bürokratischen betriebswirtschaftlichen Gesichtspunkten funktioniert (vgl. Goffman 1972, S.23).

Diese Merkmale lassen sich mehr oder weniger ausgeprägt auf Pflegeheime übertragen. So werden durch die Heimordnung Verhaltensregeln für die „Insassen" (Bewohner) und das Personal aufgestellt, dessen Einhaltung von der Leitungsebene überwacht wird. Sind diese sehr streng bzw. schränken die Grundbedürfnisse wie z.B. das Empfangen von Besuch stark ein, so können sie an sich schon eine Form von (struktureller) Gewalt darstellen.

Schwerwiegender für das Leben und auch Arbeiten wirkt sich der in Pflegeheimen festgelegte Tagesablauf aus. Er ist zumeist nach organisationstechnisch günstigen Gesichtspunkten wie den Arbeitszeiten des Personals und weniger nach den Bedürfnissen der Bewohner strukturiert.

Auch im Fallbeispiel (Kap. 4) wird dies deutlich. Hier ist die Zeit des Aufstehens der Heimbewohner an den Dienstbeginn der Frühschicht gebunden, die Mahlzeiten auf das Küchenpersonal abgestimmt und das Baden der Pflegebedürftigen erfolgt nach festem Plan.

Es wird von allen Organisationsmitgliedern erwartet, sich in diese Tagesstruktur einzufügen, um ein möglichst reibungsloses Funktionieren der Institution zu ermöglichen. Dies bedeutet für die Heimbewohner eine starke Einschränkung ihrer individuellen Bedürfnisse, Lebensgewohnheiten, sowie ihrer Entscheidungs- und Handlungsfreiheit. So müssen beispielsweise die meisten Pflegebedürftige des im Fallbeispiels (Kap. 4) beschriebenen Heimes, ob sie wollen oder nicht, bis spätestens 12.30 Uhr zu Bett gegangen sein, weil der Pflegehelfer danach Dienstschluss hat und die professionelle Pflegekraft anschließend nur noch mit einer Praktikantin allein ist.

Eine Situation, die natürlich sehr belastend und frustrierend ist. Sie kann zum (aggressiven) Widerstand, aber auch zu einer passiven, gleichgültigen und depressiven Grundhaltung, zur sogenannten „erlernten Hilflosigkeit" führen (vgl. Seligman 1995). Hierbei haben sich die Bewohner zu meist aufgegeben, den Glauben an sich und ihre Fähigkeiten verloren und sich in das scheinbar unausweichliche Schicksal gefügt. Aus diesem Blickwinkel sagt Ruthemann (1993) sogar, dass Nörgler im Altenheim eigentlich eher ein Grund zur Freude sind, denn „sie sind in ihrer negativen psychischen Entwicklung noch nicht so weit fortgeschritten, wie die apathischen Heimbewohner" (S.78). Problematisch ist, dass die Hilfosigkeit durch die Pflegekräfte (unbewusst) gefördert bzw. gelehrt wird. Zum einen, indem den Bewohnern viele Entscheidungen (z.B. Wahl der Kleidung) und Verrichtungen des täglichen Lebens (z.B. Körperpflege) aus Zeitgründen abgenommen werden. Zum anderen dadurch, dass ruhige und angepasste Bewohner eher als die Wehrhaften belohnt werden und dass durch den vermehrten Hilfebedarf die Bewohner häufiger Kontakt und Aufmerksamkeit von der Pflegekraft erhalten (vgl. Lerntheorien, Kap. 3.2).

Für das Pflegepersonal ist das Altenheim im Gegensatz zu den Bewohnern nur Arbeitswelt. Trotzdem sind auch sie in den strukturellen Zwängen „gefangen" und bekommen als Position zwischen „Oben und Unten" (Bewohner-Leitung) deren Auswirkungen oft direkt zu spüren. Die Schilderungen der Pflegekraft im Fallbeispiel (Kap. 4) zeigen ganz deutlich wie ihr ganzer Arbeitstag nur vom Einhalten der institutionell vorgegebenen „Termine" bestimmt ist.

Diese unbefriedigende Situation kann auch bei Pflegekräften Reaktionen in Form von Widerstand oder „gelernter Hilflosigkeit" hervorrufen.

5.1.2 Frustration der Heimbewohner

Die erste große Belastung und Frustration stellt der Heimeintritt an sich dar. In den seltensten Fällen ist dieser freiwillig. Meist wird er vom Umfeld des älteren Menschen in Erwägung gezogen, wenn dieses mit dem sich verschlechterten Gesundheitszustand und der dadurch erforderlichen Pflege überfordert ist. Durch das Anraten von Angehörigen und mit dem Gedanken diesen nicht zur Last fallen zu wollen oder mangels Alternativen, stimmen die Pflegebedürftigen der Heimunterbringung meist notgedrungen zu. Hat der Betroffene auf Grund seiner (geistigen) Einschränkungen einen gesetzlichen Betreuer, der das Aufenthaltsbestimmungsrecht besitzt, kann dieser ohne Zustimmung des Pflegebedürftigen über den Umzug in ein Pflegeheim entscheiden. Zum schlechten gesundheitlichen Zustand, der an sich schon eine Belastung für den Betroffenen darstellt, kommt nun ein Umzug von der vertrauten in eine völlig fremde Umgebung, die sich zusätzlich noch durch den Charakter der „totalen Institution" erheblich vom bisherigen privaten Wohnumfeld unterscheidet. Bedenkt man hierzu noch die Tatsache, dass es älteren Menschen zunehmend schwerer fällt, sich neuen Gegebenheiten anzupassen, sind Schwierigkeiten beim Heimeintritt beinahe schon vorprogrammiert. So sind vorrangig Verlusterlebnisse mit der Heimunterbringung verbunden. Der Pflegebedürftige muss den Verlust seiner vertrauten Umgebung (Haus, Möbel, Garten), den Verlust von geliebten Menschen und Tieren, von Gesundheit, Bewegungsfreiheit, Handlungsautonomie und Funktionsverluste verkraften (vgl. Dunkel 1994, S.32). Außerdem wird das Heim oft als „Endstation" angesehen, ohne Ausweg und hoffnungsvolle Zukunft. Diese mit dem Heimeintritt verbundenen negativen Gefühle prägen natürlich auch das Klima im Umgang mit dem Pflegepersonal und können auf dieses verschoben werden.

Eine weitere Ursache von Frustrationen können die Beziehungen zu anderen Mitbewohnern sein, denn meist sind diese nicht frei gewählt. Die Mehrheit der Heimbewohner lebt derzeit in Doppelzimmern (vgl. Kap. 1.2) und somit zwangsweise mit Menschen auf engstem Raum, die ihnen zunächst fremd waren und vielleicht auch geblieben sind. Selbst für Ehepaare würde ein Leben in einem Raum ohne Rückzugsmöglichkeiten schon konfliktreich sein.

Obwohl die Heimbewohner unter vielen Menschen gleichen Alters, mit gleichen Problemen und Bedürfnissen leben, sind viele einsam. Gründe dafür sind sicherlich zu sehen in der Unfreiwilligkeit des Heimaufenthaltes, in der durch die eigenen Krankheit und der der Mitbewohner zunehmend eingeschränkten Mobilität und Kommunikation und in dem von Unzufriedenheit und Sinnlosigkeit geprägten Lebensgefühl.

Weiterhin kann das Zusammenleben mit geistig verwirrten Bewohnern zur Geduldsprobe und Auslöser für Aggressionen werden. Wenn wie im Fallbeispiel (Kap. 4) angedeutet ein Mitbewohner ständig „La, la, la" ruft oder Essen von fremden Tellern nimmt, ist auch das Entstehen von Gewalt zwischen den Heimbewohnern möglich.

Zudem ist es für die Heimbewohner schwer, ständig mit physischen und psychischen Abbau, Leiden und Tod durch die anderen Pflegebedürftigen konfrontiert zu sein. Eine Belastungsquelle, die sie mit dem Pflegepersonal gemeinsam haben. Jedoch kommt noch erschwerend hinzu, dass sie tagtäglich und rund um die Uhr damit konfrontiert sind, und dass sie sich selbst in der Position des Pflegebedürftigen befinden und den eigenen Leidensweg, Tod und den oft herzlosen Umgang damit stellvertretend durch die Mitbewohner vorgelebt bekommen.

Neben der Belastung durch die unfreiwilligen Beziehungen ist es sehr frustrierend, dass die von den Pflegebedürftigen gewünschten Kontakte zu Verwandten und Bekannten meist seltener werden. Denn die Bereitschaft der Mitmenschen Zeit für Besuche im Pflegeheim aufzuwenden, nimmt mit der Dauer des Heimaufenthalts ab (vgl. Ruthemann 1993, S.45). Dies verstärkt natürlich Gefühle wie Einsamkeit, Hoffnungslosigkeit, Nutzlosigkeit, aber auch Wut, die sich auf die Pflegekräfte verschieben und Gewalt auslösen können (vgl. Frustrations-Aggressions-Hypothese, Kap. 3.1).

Auch unverarbeitete Konflikte innerhalb der Biografie z.B. Streitigkeiten mit Kindern, können angesichts des nahenden Todes im Pflegeheim zum Vorschein kommen und den Betroffenen schwer belasten.

Grond (1997) sagt zur Frustration und Gewalt von Heimbewohnern:
Wer unfreiwillig ins Heim eingewiesen, im Mehrbettzimmer untergebracht wird, die totale Institution erlebt, in der Ruhe, Sauberkeit und Ordnung wichtiger sind als die eigenen Bedürfnisse, Freiheit, Autonomie, Privatheit und Aufgaben verliert, mit Neuroleptika diszipliniert und zum Pflegefall

etikettiert wird, in Pflegestufen klassifiziert wird, sich finanziell mit wenig Taschengeld ausgebeutet fühlt, medizinisch ohne Rehabilitationsmaßnahmen vernachlässigt wird, Dauerlärm ertragen muss, zur Langeweile gezwungen wird und unter der „dicken Luft" der Mitarbeiter leiden muss, soll nicht aggressiv werden? (S.91)

5.1.3 Frustration der Pflegekräfte

Der in unserer Gesellschaft immer stärker werdende Kosten- und Leistungsdruck macht auch vor der Pflege alter Menschen nicht halt. So steht nach Einführung der Pflegeversicherung mehr die Kostenoptimierung als Beziehungspflege im Vordergrund. Abgerechnet wird nach sichtbaren Ergebnissen, die in einer vorgegebenen Zeit erreicht werden müssen. Was auf Bundesebene beschlossen wurde, wirkt sich immer stärker nach unten und schließlich auf die Schwächsten der Gesellschaft aus. So kommt zu der an sich schon körperlich und psychische anstrengenden Pflegearbeit, auf Grund des fehlenden (eingesparten) Personals ein vermehrtes Arbeitspensum auf den Einzelnen hinzu. Besonders auf die Qualifizierten, deren Anteil heute etwa nur 46 % beträgt (vgl. Kap. 1.2), entfällt zunehmend die Pflege und weniger die Betreuung der alten Menschen, was zu Überbelastungen und zu weiteren Berufsausstiegen von Fachkräften führen kann.

Auch die Schilderungen der Pflegekraft im Fallbeispiel (Kap. 4) bestätigen dies. Die professionelle Pflegekraft ist allein mit einem Pflegehelfer und einer Praktikantin für die Pflege von 29 meist Schwer- und Schwerstpflegefällen verantwortlich. Auf Grund der nicht im ausreichenden Maß vorhandenen qualifizierten Mitarbeiter, muss sie neben der allgemeinen Pflege alle medizinischen Versorgungsleistungen übernehmen, wodurch ihr kaum Zeit für die Betreuung der Heimbewohner verbleibt. Eine Situation die unbefriedigend und belastend ist und im Bericht von ihr öfters mit dem Wort „leider" kommentiert wird.

Eine weitere Folge des Personalmangels ist das Entstehen von Zeitdruck, welcher weitreichende Folgen hat und meiner Meinung nach eine der wichtigsten Ursachen für die Entstehung von Gewalt in der stationären Altenpflege darstellt. Folgende Abbildung zeigt den durch Zeitdruck entstehenden „Teufelskreis", der im Anschluss näher erläutert wird.

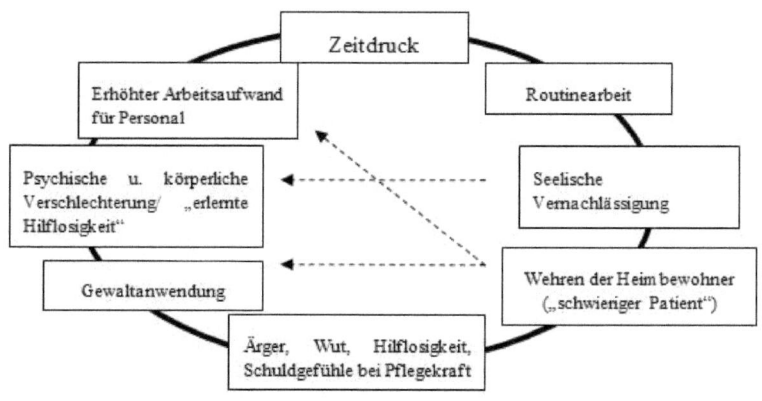

Abb. 6 Teufelskreis „Zeitnot"
(Quelle: Ruthemann 1993, S.55 –mit eigenen Ergänzungen)

Auf Grund des Mangels an Pflegepersonal ist eine individuelle, den Bedürfnissen der Bewohner entsprechende Betreuung, oft nicht möglich. Eine Tatsache, die nicht nur die alten Menschen sehr belastet, sondern auch das Personal. Der Bedarf an persönlichen Gesprächen und Zuwendung wird dem Pflegenden oft durch den Bewohner deutlich signalisiert, jedoch um das Arbeitspensum zu schaffen, muss die Pflege schnell erfolgen und sich auf die vermeintlich wichtigsten körperlichen Bedürfnisse mit dem Ziel „still, satt, sauber" beschränken.

Im Fallbeispiel (Kap. 4) signalisierte Frau B der Pflegekraft beim morgendlichen Aufstehen deutlich, dass sie sehr traurig und einsam ist und sich wünscht, dass ihr geholfen wird. Wenn die Krankenschwester daraufhin, anstatt ihre eigentliche Pflegearbeit (Waschen) zu verrichten, sich erst einmal eine halbe Stunde an ihr Bett gesetzt, ihr zugehört und sie getröstet hätte, wäre Frau B vermutlich mehr geholfen gewesen. Die Konsequenz dieses Verhaltens würde jedoch wahrscheinlich so aussehen, dass nun weniger Zeit für die Pflege der anderen Bewohner zur Verfügung steht, was diese natürlich verärgert und auch die Pflegekraft unter verstärkten Zeitdruck stellt. Die Kollegen sind ebenfalls verärgert, weil durch die „Langsamkeit" der Mitarbeiterin mehr Arbeit nun an ihnen hängen bleibt und zudem nicht mal ein „Erfolg", trotz der langen Aufenthaltsdauer im Zimmer, sichtbar ist (die Bewohnerin ist immer noch nicht gewaschen). Beim Herantragen des Sachverhaltes an die Leitungsebene würde die Pflegekraft wahrscheinlich für ihre uneffektive und unkollegiale Arbeitsweise gerügt. Eine eigentlich positive Tat wird somit sanktioniert, wodurch die Pflegekraft diese in Zukunft weniger anwenden und sich eher an dem Verhalten der anderen Mitarbeiter orientieren wird (vgl. Lerntheorien, Kap. 3.2). So kommt es notgedrungen oft zur „Pflege am Fließband", d.h. zu streng zeitlich geordneten und routinierten Tätigkeitsabläufen, in denen Störungen wenig Platz haben bzw. sogar zu Frustrationen führen. Diese „Störungen" sind jedoch vorprogrammiert, denn die Bewohner wehren sich natürlich (mit Gewalt) gegen diese Art der Behandlung und die dadurch entstehende starke seelische Vernachlässigung. Weiterhin kann das aus Zeitmangel zu kurzkommen der aktivierenden Pflege (selbständiges Waschen oder Essen) zu „erlernter Hilflosigkeit" und starken körperlichen Abbauprozesse bei den Pflegebedürftigen führen. Dies alles bringt das Pflegepersonal aus ihrem routinierten Ablauf und erhöht das Arbeitspensum, was wiederum Zeitnot, Wutgefühle und vielleicht auch Gewalt gegenüber dem (aggressiven) „Störer" bzw. dem „Hilflosen" entstehen lässt. Es ist ein wahrer „Teufelskreis", in dem sich Pflegekräfte und Bewohner befinden. Sie sind in ihm unzufrieden, schaden sich gegenseitig, werden zu Opfer und Täter, während die eigentliche Ursache des Personalmangels und des dadurch entstehenden Zeitdrucks immer mehr durch gesetzliche und institutionelle Rahmenbedingungen verstärkt wird.

Auch die Pflegkraft des Fallbeispiels (Kap. 4) ist in diesem „Teufelskreis" gefangen. Die ganze Schilderung wird von temporalen Ausdrücken dominiert – „zügiges Aufstehen", „nicht länger verweilen", „noch zu langsam", „zügig entleeren", „Tempo machen". Dies erweckt den Anschein, dass die Arbeit nur ein Wettlauf gegen die Zeit ist. Um das Arbeitspensum zu schaffen kommt es auch in diesem Fall zu Routinearbeit, indem beispielsweise die „morgendliche Tour" ein bestimmtes „Ablaufschema" besitzt. Dass darin kein Platz für „Störungen" ist, zeigt die geschilderte Situation mit Frau B. Die starke Unzufriedenheit mit dieser Situation drückt die Pflegekraft mit dem häufigen Gebrauch des Wortes „leider" aus. Sie signalisiert aber auch, dass es ihr schwer fällt diesem Druck standzuhalten, indem sie beispielsweise sagt: „Dabei soll ich dann immer noch ruhig und zu jedem freundlich sein (...)". In solchen Überlastungssituationen ist die Gefahr der Gewaltanwendung sehr hoch.

Eine weitere Ursache für das Entstehen von Frustration seitens der Mitarbeiter, kann die unregelmäßige Arbeitszeit auf Grund des Schichtdienstes darstellen. Der ständig wechselnde Tagesrhythmus und das Fehlen einer geregelten 5-Tage-Arbeitswoche stellt eine Belastung für den Körper dar. Die Pflegkraft im Fallbeispiel (Kap. 4), welche ihren 11. Arbeitstag in Folge schildert, betont am Ende ganz deutlich, dass nun ihre „physischen und psychischen Kräfte (...) aufgebraucht (sind)".

Hinzu kommt der gravierende Einfluss auf das Familienleben und die Freizeitgestaltung. Als Tochter einer in der Altenpflege tätigen Mutter kann ich bestätigen, dass dadurch gemeinsame Abende, Wochenenden und Feiertage mit der Familie selten sind. Auch gestaltet es sich als schwierig an regelmäßig stattfindenden Veranstaltungen, wie z.B. Vereinssport, teilzunehmen. In diesem Zusammenhang kann es dazu kommen, dass die Pflegebedürftigen als Ursache bzw. „Sündenbock" für diese unbefriedigende Situation herhalten müssen, was auch zu aggressiven Verhalten ihnen gegenüber führen kann.

Eine weitere Belastung für das Pflegepersonal stellt die Tatsache dar, dass sie sich im Spannungsfeld verschiedener Erwartungen bewegen. An die Rolle der „Pflegekraft" werden meist unterschiedliche und auch widersprüchliche Erwartungen gestellt, was einen Intrarollenkonflikt darstellt. So erwarten beispielsweise die Pflegebedürftigen Zuwendung und liebevolle Betreuung, die Kollegen erwarten ein schnelles Arbeiten, die Heimleitung die Befolgung aller Anweisungen, der Heimträger erwartet ein sparsames Arbeiten, der Arzt verlangt eine optimale medizinische Versorgung und die Angehörigen erwarten eine individuelle und fürsorgliche Pflege für ihr Familienmitglied. Diese stark belastende Situation wird durch die Pflegekräfte oft dadurch bewältigt, indem sie sich den Ansprüchen und Erwartungen von „Oben", sprich denen der Institution, anschließen, zu Lasten der Pflegebedürftigen (vgl. Ruthemann 1993, S.62).

Auch im Fallbeispiel (Kap. 4) hat sich die Pflegekraft den strukturell vorgegebenen Bedingungen angepasst, indem sie den Tagesplan im Zweifelsfall vor die gegensätzlichen Wünsche der Heimbewohner stellt. Diese geringe Beachtung der Bedürfnisse der Bewohner wirkt sich dann natürlich wieder auf die Pflegebeziehung aus, indem es die Entstehung von Gewalt seitens der Pflegebedürftigen auf das Personal begünstigt.

Weiterhin muss erwähnt werden, dass die Pflegekraft natürlich auch Mitglied eines Arbeitsteams und einer Familie ist und dass in diesem Bereich vorhandene Probleme, Gefühle und Aggressionen ebenso auf die Pflegebedürftigen verschoben werden können (vgl. Frustrations-Aggressions-Hypothese, Kap. 3.1). So kann es, wenn wie im Fallbeispiel (Kap. 4) schon zu Dienstbeginn im Team „dicke Luft" herrscht, dazu kommen, dass die Heimbewohner besonders unfreundlich geweckt werden und Herr C wieder besonders nervig erscheint.

Auch kann eine autoritäre Führung, welche sich mit Befehlen und geforderter Unterordnung durchsetzt als Vorbild fungieren und dazu beitragen, dass die Pflegekräfte gleichermaßen mit den alten Menschen umgehen (vgl. Lernen am Modell, Kap. 3.2.2)

5.2 Ursachen innerhalb der pflegerischen Beziehung

Neben Ursachen von Gewalt, die von außen auf die Pflegebeziehung wirken, gibt es natürlich auch viele, die in der direkten Interaktion von Pflegekräften und Heimbewohnern entstehen. Eine klare Grenze kann hierbei jedoch nicht gezogen werden, da gewaltfördernde Konstellationen und Verhaltensweisen innerhalb der Beziehung auch erst durch äußere Rahmenbedingungen hervorgerufen werden können.

5.2.1 Frustration der Heimbewohner

Ein Grundkonflikt wird von Ruthemann (1993) sehr trefflich mit folgendem Satz ausgedrückt: „Pflegeabhängige Heimbewohner leben oft in körperlicher Nähe zu Menschen, zu denen sie seelische Distanz haben, und erleben seelische Nähe zu sehr weit entfernten Menschen" (S.35). Ein Zustand der für alle Menschen sicherlich sehr frustrierend wäre. Oft wird die seelische Distanz zu den Pflegekräften auch bei einem langen Heimaufenthalt nicht verringert, da sich die Kontakte von Seiten des Pflegepersonals meist nur auf das „Nötigste" beschränken. So werden persönliche Gespräche und liebevolle Zuwendungen zumeist unter Hinweis auf die fehlende Zeit abgeblockt (vgl. Teufelskreis „Zeitnot", Kap. 5.1.3). Trotz dieser seelischen Distanz dringt das Pflegepersonal andererseits massiv in die Intimsphäre des Bewohners ein, indem es die Körperpflege und Hilfe bei Verrichtung bzw. Beseitigung von Ausscheidungen durchführt.

Durch das Erleben der eigenen Gebrechlichkeit und somit der Abhängigkeit vom Pflegepersonal können Gefühle wie Hilflosigkeit, Hoffnungslosigkeit und auch Wut entstehen, was die Entstehung von Gewalt begünstigen kann.

Daneben ist es für den Pflegebedürftigen schwer, besonders wenn er einst selbst Machtpositionen innehatte, die Rollenumkehr zu akzeptieren, dass ein (jüngerer) Mensch ihn pflegt und Macht über ihn hat. Widerstand ist in diesem Fall wahrscheinlich.

Ich vermute, dass darin auch eine Ursache für das Verhalten von Herrn C im Fallbeispiel (Kap. 4) liegt. Möglicherweise war er in seinem Leben bisher immer der „Herr im Haus" und kann sich nicht damit abfinden, dass er nun von der Hilfe anderer Personen, insbesondere auch noch von Frauen, abhängig ist.

Mit diesem „widerspenstigen" Verhalten erfolgt oft eine Einstufung als „schwieriger Patient" durch das Pflegepersonal, da der ältere Mensch sich nicht in die erwartete Patientenrolle fügt, welche wohl in etwa wie folgt aussieht:

Der gute Patient, im Sinne der Institution, ist der Patient, der sich bedingungslos und passiv unter möglichst vollständiger Aufgabe aller den diagnostisch-therapeutischen Prozess störende Eigenarten, Impulse, Interessen und Bedürfnisse dem System unterwirft, der sich widerstandslos gefügig helfen lässt, wenn die anderen meinen, dass er Hilfe braucht, Bedürfnisse zeigt, wenn die anderen meinen, dass er solche zeigen soll, die legitimen Interessen sich zuteilen lässt, mit dem Maß an Kommunikation zufrieden ist, was ihm zugebilligt wird... (Rhode 1981, zit. nach Mayer 1997, S.74)

Studien zu Folge werden Personen mit dem Etikett „schwieriger Patient" oft schlechter behandelt als andere und haben somit eine erhöhte Gefahr Opfer von Gewalt zu werden (vgl. Mayer 1998, S.74).

Besonders kritisch ist, wenn das zwangsläufig in der Pflegebeziehung entstehende Machtgefälle vom Personal ausgenutzt und missbraucht wird. So kann ein Behandeln „von oben herab" durch Verkindlichung und respektloser Redensart, wie „Na, Oma, wie geht's uns denn heute?", sehr entwürdigend und frustrierend sein. Ebenso wie die ständige Nichtbeachtung der eigenen Bedürfnisse.

5.2.2 Frustration der Pflegekräfte

Die Entscheidung beruflich in der Altenpflege tätig zu werden, ist sicherlich oft mit dem Gedanken helfen zu wollen verbunden. Man möchte den alten Menschen Freude bereiten, sie begleiten, ihnen in schweren Zeiten beistehen, sie pflegen und dabei geduldig und freundlich sein. Leider werden diese idealen Vorstellungen wahrscheinlich früher oder später enttäuscht. Denn oft sind die Erfolgserwartungen an sich und die eigene Arbeit zu hoch. So soll beispielsweise durch aktivierende Pflege eine Verbesserung des Gesundheitszustands erreicht werden. Jedoch wird der Arbeitseinsatz selten oder nie durch Verbesserung des Zustandes des Gepflegten „belohnt". Es gibt zwar schon Erfolge, diese sind jedoch meist wenig sichtbar und bestehen eher aus der Verlangsamung der Verschlechterung. So wird die Langzeitpflege oft als „Endlospflege" erlebt (vgl. Ruthemann 1993, S.32). Aktivierende Pflegetätigkeiten werden mit der Zeit vielleicht sogar von den Pflegekräften als „vergebliche Liebesmüh" angesehen und die Sinnhaftigkeit der eigenen Arbeit bezweifelt.

Wenn der Arbeitseinsatz schon durch keine Verbesserung des Gesundheitszustands belohnt wird, so wünscht sich der Pflegende sicherlich Dank von Seiten der Pflegebedürftigen. Oft wird auch diese Hoffnung enttäuscht. Trotz aufopfernder Pflege reagieren Bewohner mit Undank, Nörgeleien, Beschimpfungen und personaler Gewalt. Erklärung für dieses Verhalten bieten die vorangegangenen Abschnitte „Frustration der Heimbewohner" (5.1.2 und 5.2.1).

Pflegebedürftige, die den routinemäßigen Arbeitsablauf stören, unerfüllbare Ansprüche stellen, sich widersetzen oder aggressiv reagieren und sich somit nicht in die erwartete „Patientenrolle" einfügen, gelten als „schwierige Patienten". Auch Demente werden häufig darunter eingestuft, da sie sich krankheitsbedingt wenig „fügen", eine erschwerte Kommunikation zu Missverständnissen führt und wenig Wissen über den richtigen Umgang mit ihnen vorhanden bzw. eine optimale Betreuung auf Grund des fehlenden Personals nicht möglich ist.

Pflegekräfte sind tagtäglich mit Leid, Krankheit und Sterben konfrontiert. Der am Ende der Pflege stehende „Erfolg" der Arbeit ist immer der Tod des Patienten. Obwohl man dies weiß, muss es jedoch erst einmal verkraftet werden. Meist wurde der Umgang mit Tod und Sterben nicht erlernt. Eine intensive Sterbebegleitung durch die Pflegekräfte ist aus Zeitmangel oft nicht möglich, was zu Schuldgefühlen führen kann. Es bleibt keine Zeit zu trauern. Wenn jemand weint, wird dies vielleicht noch als unprofessionell angesehen, man ist noch zu „weich" für den Job.

Diese starken psychischen Belastungen in der Pflege können zu (depressiven) Schuldgefühlen, Hilflosigkeit, zu Wut und zum „Ausbrennen" führen. Nicht selten werden diese Gefühle auf den Pflegebedürftigen verschoben (vgl. Frustrations- Aggressions- Hypothese, Kap. 3.1). So kann der alte Mensch zur Zielscheibe und zur Ursache allen Übels werden. Aus Selbstschutz legen sich Pflegekräfte oft ein „hartes Fell" zu. Sie distanzieren sich bewusst vom Pflegebedürftigen, indem sie in der Beziehung zu ihm jegliche Emotionen unterdrücken, abfällig unter Kollegen über ihn reden oder ein innerliches Feindbild gegen ihn aufbauen. Oft werden diese Bewältigungsstrategien schon von anderen Mitarbeitern und Vorgesetzten vorgelebt, so dass sie leicht gemäß „Lernen am Modell" (vgl. Kap. 3.2.2) übernommen werden können.

Die Pflegekraft im Fallbeispiel (Kap. 4) zeigt auch Erscheinungen starker psychischer Belastung. Sie wirkt frustriert und auch hilflos gegenüber ihrer Situation. Der Arbeitsalltag scheint ihr eine Qual, in dem sie immer wieder Heimbewohner enttäuschen muss und selbst enttäuscht wird. Als Bewältigungsstrategien erkennbar sind die Flucht in Arbeitsroutine, die Bestrafung von „schwierigen" Heimbewohnern mit „kleinen Rachen" und das „Schlucken" von eventuell aufkommenden Gefühlen.

Neben psychischen Belastungen sind Pflegekräfte auch sehr starken körperlichen Belastungen ausgesetzt. Trotz technischer Hilfsmittel muss im Rahmen der Grundpflege (Waschen, Toilettengang usw.) ständig schwer gehoben werden. Da 85% der Pflegekräfte weiblichen Geschlechts sind, ist dies besonders bemerkenswert. Meist sind gesundheitliche Schädigungen wie Bandscheiben- und Gelenkerkrankungen die Folge. Rückenschmerzen gehören meist schon zum Berufsalltag. Da nach der Aggression-Frustrations-Hypothese (vgl. Kap. 3.1) auch Schmerzen als physische Stressoren eine Form von Frustration darstellen und zu aggressiven Verhalten führen können (besonders in Kombination mit anderen Frustrationen), stellt dies eine nicht zu unterschätzende Belastung dar.

Auch die Pflegekraft im Fallbeispiel (Kap. 4) deutet die körperliche Beanspruchung in der Grundpflege an. Sie muss bei Herrn C sehr schwer heben und leidet dabei an Rückenschmerzen. Möglicherweise trägt diese Tatsache auch zu ihrer negativen Einstellung gegenüber diesen Heimbewohner bei und erhöht die Gefahr der Gewaltanwendung.

Durch die körperliche Zwangsnähe zu den Pflegebedürftigen können zudem negative Gefühle wie Ekel, Abneigung, Wut entstehen, die beherrscht werden müssen, weil sie eigentlich nicht sein „dürfen". Auch diese Beherrschung der Gefühle kann zur Last werden, die zu Frustrationen und letztendlich zu aggressiven Verhalten führen kann (vgl. Mayer 1998, S.77).

Ein meiner Meinung nach sehr schöner Text, der die Belastungen von Pflegekräften in einer etwas anderen Form noch einmal zusammenfasst, kann im Anhang B nachgelesen werden.

Ursachen von Gewalt in der stationären Altenpflege – außerhalb und innerhalb der pflegerischen Beziehung

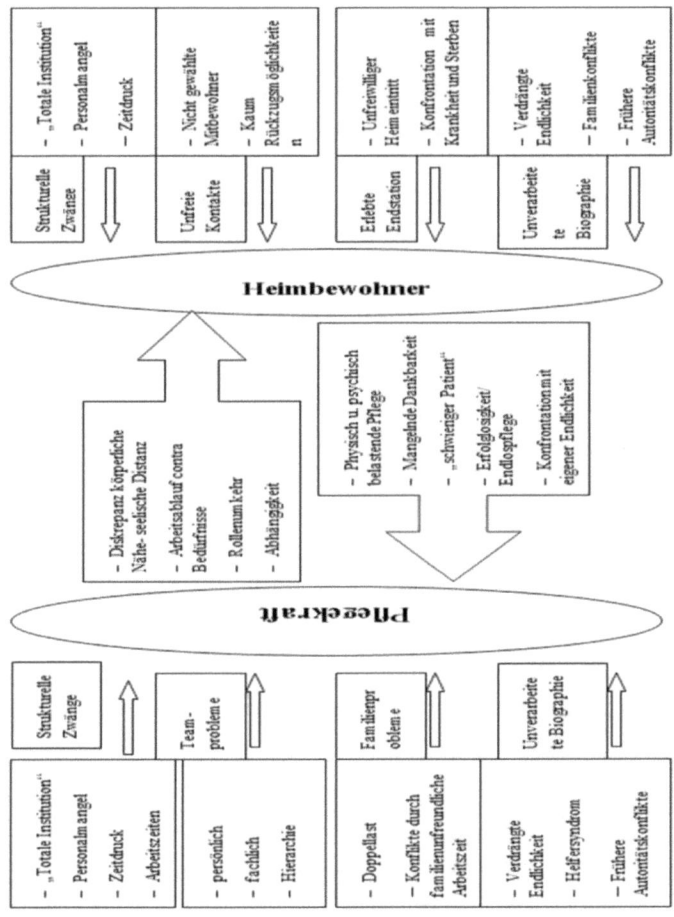

Abb. 7 Ursachen von Gewalt in der stationären Altenpflege
(Quelle: Lieske, eigene Zusammenstellung in Anlehnung an Ruthemann 1993, S.31)

6. Formen der Gewalt in der stationären Altenpflege

In dem an den Anfang meiner Diplomarbeit gestellten Gedicht heißt es: „Gewalt fängt nicht an, wenn Kranke getötet werden. Sie fängt an, wenn einer sagt - Du bist krank, du musst tun was ich dir sage!". Übertragen auf die stationäre Altenpflege bedeutet dies, dass nicht nur körperliche Verletzungen Gewalt sind, sondern auch (oder gerade) wenig sichtbarere Formen. Meist wird in diesem Zusammenhang nur von Gewalt gegen die alten Menschen gesprochen. Aber auch Pflegekräfte werden Opfer von Gewalt und die Pflegebedürftigen zu „Tätern". Aus diesem Grunde möchte ich sowohl die Gewalt gegen die Heimbewohner, als auch gegen die Pflegekräfte näher betrachten. Weiterhin unterscheide ich auf Grundlage des „Gewaltendreiecks" von Galtung (vgl. Kap. 2.2) neben der personalen Gewalt auch Formen der strukturellen und kulturellen Gewalt, um zu zeigen, dass beide Seiten auch einer (unsichtbaren) „Gewalt von Oben" ausgesetzt sind. Durch diese differenzierte Betrachtungsweise soll der Leser für das Erkennen von Gewalt sensibilisiert werden, denn alle Formen und seien sie auch noch so unscheinbar haben eine negative Auswirkung auf das Opfer und begünstigen das Entstehen von weiterer Gewalt.

6.1 Formen der Gewalt gegen Heimbewohner

6.1.1 Personale Gewalt

Die personale Gewalt gegen alte Menschen zeigt sich in Vernachlässigung und in Misshandlung (vgl. Mayer 1998, S.57).

a) Vernachlässigung

Es kann zwischen „aktiver" und „passiver" Vernachlässigung unterschieden werden. Aus Sicht der „Opfer" sind beide Formen kaum zu differenzieren und gleichermaßen schwerwiegend. Möchte man aber die Ursachen klären und Lösungswege aus der Gewalt finden ist diese Unterscheidung sinnvoll, denn die Hintergründe von „aktiver" und „passiver" Vernachlässigung sind ganz unterschiedlicher Art.

So spricht man von „aktiver" Vernachlässigung, wenn der Helfende Handlungen bewusst unterlässt, obwohl der Bedarf bei dem zu Pflegenden deutlich erkennbar ist. Dies ist beispielsweise der Fall, wenn absichtlich pflegerische Handlungen, wie Waschen, Versorgung mit Essen und Getränken vernachlässigt werden.

Meiner Meinung nach häufiger in der stationären Altenpflege anzutreffen ist die „Passive" Vernachlässigung. Hierbei werden notwendige Handlungen unterlassen, weil der Hilfebedarf nicht erkannt wird bzw. das Hilfspotential unzureichend ist (vgl. Mayer 1998, S.58). So kann es beispielsweise auf Grund fehlenden Personals vorkommen, dass Heimbewohner über einen unangemessen langen Zeitraum allein gelassen werden, ihnen zu wenig Flüssigkeit zugeführt wird, sie zu selten umgelagert oder zur Toilette gebracht werden.

b) Misshandlung

Unter Misshandlung wird ein aktives Tun verstanden, was den Adressaten dieser Handlung in seiner Befindlichkeit spürbar negativ berührt bzw. seinem ausdrücklichen Wunsch entgegen steht (vgl. Mayer 1998, S.59). Um eine differenzierte Betrachtung zu ermöglichen, unterscheide ich in Anlehnung an Hirsch (2000) folgende Misshandlungsformen:

Körperliche Misshandlung

Wenn Gewalthandlungen gegen alte Menschen in der Öffentlichkeit bekannt werden, handelt es sich meist um körperliche Misshandlung. Dadurch könnte man vermuten, dass sie auch die am häufigsten auftretende Form ist. Trotz fehlender statistischer Daten bin ich jedoch überzeugt, dass an dem nicht so ist. Körperliche Misshandlungen sind nur am besten von außen sichtbar und werden demzufolge unter der Aufmerksamkeit der Öffentlichkeit strafrechtlich verfolgt.

Die „klassischen" Formen körperlicher Misshandlung sind das Schmerzen zufügen durch Schlagen, Treten und absichtlich grobe Durchführung von pflegerischen Verrichtungen, das Fixieren und sexueller Missbrauch. Eine weniger beachtete Form ist das falsche Anwenden von Medikamenten, also beispielsweise die Verabreichung von Psychopharmaka zum Ruhigstellen von schwierigeren Heimbewohnern. Ein bestehender Waschzwang, Waschen mit zu kaltem oder heißem Wasser oder das in einigen Heimen übliche Waschen von Bewohnern in der Nacht ist ebenfalls eine körperliche Misshandlung. Weiterhin zählt dazu das Legen eines Katheders oder einer Ernährungssonde ohne medizinische Notwendigkeit, sondern der Einfachheit halber.

Auch in dem in Kapitel vier geschildertem Fallbeispiel hat die Pflegekraft körperliche Gewalt angewendet, indem sie Frau D zwangsweise Nahrung „eingeflößt" hat. Allerdings ist hier die Grenze zwischen der Ausübung von Gewalt und dem Erfüllen der bestehenden Fürsorgepflicht wie so oft sehr fließend.

Psychische Misshandlung

Dies ist die meiner Meinung nach am häufigsten auftretende Form von Misshandlung in der stationären Altenpflege. Sie kann schwerwiegendere Wirkungen auf den Pflegebedürftigen haben als körperliche Misshandlung, denn sie wird meist häufiger und über einen längeren Zeitraum angewendet und fügt tiefe seelische Verletzungen zu. Psychische Misshandlung ist für Außenstehende schwer zu erkennen, was die Hemmschwelle der „Täter" herabsetzt. Teilweise sind sich diese aber auch gar nicht darüber bewusst, dass sie Gewalt ausüben.

Mögliche Formen sind Beleidigungen, Beschimpfungen, Drohungen, Einschüchterungen. Auch das Strafen mit Nichtbeachtung oder das Verspotten des Pflegebedürftigen ist psychische Misshandlung.

Die Pflegekraft im Fallbeispiel (Kap. 4) übte psychische Gewalt aus, indem sie Herrn C als Strafe für dessen morgendliche „Schikane" seine „heiß geliebte Puddingsuppe" vorenthielt.

Soziale Misshandlung

Dies ist eine besonders in Altenpflegeheimen häufig auftretende Form von Gewalt. Hierunter zählt die Einschränkung des freien Willens, d.h. dass dem Pflegbedürftigen beispielsweise das Mitspracherecht bei der Gestaltung seines Tagesablaufes oder der Auswahl seiner Kleidung genommen wird. So wurde im Fallbeispiel (Kap. 4) der freie Wille von Frau A eingeschränkt, indem auf ihren Wunsch noch länger schlafen zu wollen, keine Rücksicht genommen wurde.

Eine weitere Form der sozialen Misshandlung ist die Nichtbeachtung der Privatsphäre und Persönlichkeit des alten Menschen. So stellt der respektlose Umgang, indem der Heimbewohner beispielsweise wie ein unmündiges Kind behandelt wird („Duzen", Erziehen wollen) ebenso eine Form von Gewalt dar, wie das Nicht-Anklopfen beim Betreten des Zimmers.

Weiterhin ist die Nichtachtung der Geschlechterrollen und ihrer Bedürfnisse eine Misshandlung. Beispiel dafür ist die Verletzung des Schamgefühls bei der Intimpflege, die Verspottung sexueller Bedürfnisse, aber auch die „Angewohnheit", dass Frauen gegen ihren Willen Jogginghosen und Einheitsfrisuren tragen sollen.

<u>Materielle Misshandlung</u>

Immer wieder sind alte Menschen im Pflegeheim auch materiellen Misshandlungen ausgesetzt. Darunter fällt beispielsweise, dass sie bestohlen werden, ihnen unberechtigterweise der Zugang zu ihrem Eigentum verwehrt bzw. Misswirtschaft mit ihm betrieben wird oder dass sie zu wenig Taschengeld erhalten.

„Täter" können hierbei Angehörige, die Heimleitung, das Pflegpersonal, Mitbewohner oder andere im Pflegeheim tätige Menschen sein.

6.1.2 Strukturelle Gewalt

Auf Grund der Tatsache, dass die Pflegebedürftigen in der (totalen) Institution „Altenpflegeheim" leben, sind sie im besonderen Maße auch struktureller Gewalt ausgesetzt (vgl. Kap. 5.1.1). Sie ist an sich schon eine Form von Gewalt, sie beinhaltet aber auch eine Vielzahl von Faktoren, die direkte Gewalt erst ermöglichen bzw. deren Entstehung begünstigt. Einige Beispiele wie strukturelle Gewalt gegen Heimbewohner aussehen kann, möchte ich im Folgenden aufführen:

Strukturelle Gewalt kann eine stark einengende Heimordnung sein, die Prinzipien wie „Ruhe und Sauberkeit", „Sicherheit vor Lebensqualität" an oberste Stelle stellt. Ebenso eine institutionell vorgegebene Tagesstruktur, die sich nicht an Bewohnerbedürfnissen orientiert. Auch eine Kosten sparende Versorgung, die beispielsweise einen Mangel an (qualifiziertem) Personal und Ausstattungsmängel nach sich zieht, ist strukturelle Gewalt und kann Ursache für die Entstehung von personaler Gewalt sein. Weiterhin können unzureichende architektonische Gegebenheiten wie zu lange Flure, schlechte Lichtverhältnisse, unübersichtliche Gestaltung der Wohnräume und eine eher kasernenartige Atmosphäre sich negativ auf die Heimbewohner auswirken.

Nicht vergessen werden dürfen natürlich auch die gesetzlichen Rahmenbedingungen, die beispielsweise eine Abrechnung von Pflegeleistungen nach einem vorgegebenen Zeitumfang fordern.

6.1.3 Kulturelle Gewalt

Auch kulturelle Gegebenheiten können sich nachteilig auf die Heimbewohner auswirken. So besteht in unserer heutigen Gesellschaft eine eher negative Einstellung zum Alter. Deutlich wird dies durch „Un-Wörter" wie „Rentnerschwemme", „Überalterung" und „Heiminsassen". Eine ganze Bevölkerungsgruppe, zu der jeder von uns eines Tages gehört, wird mit negativen Vorurteilen besetzt und diskriminiert, was die Gewaltbereitschaft der Gesellschaft gegenüber alten Menschen fördert (vgl. Hirsch 2000).

Zusätzlich trägt dieses negative Bild von alten Menschen dazu bei, dass deren Belange in der Öffentlichkeit wenig Beachtung finden. Dies unterstützt wiederum die Entstehung von strukturellen Bedingungen, die Gewalt begünstigen (z.B. Einsparungen, strenge Heimordnungen).

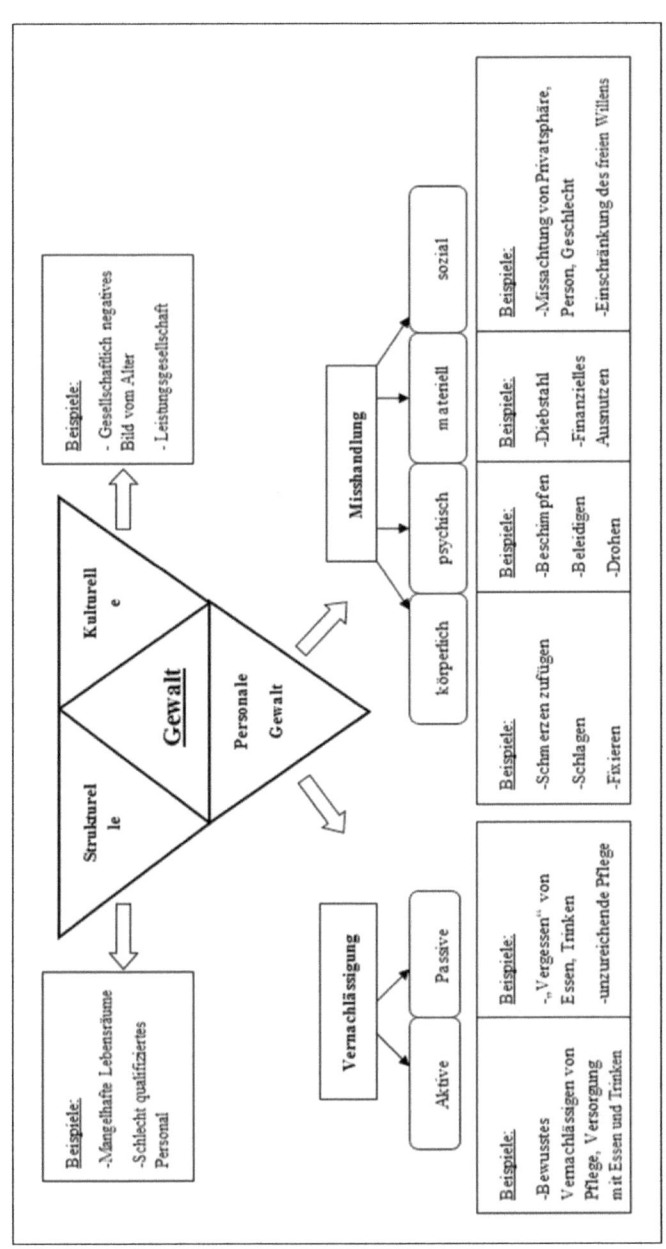

*Abb. 8 Formen der Gewalt gegen Heimbewohner
(Quelle: Lieske, eigene Zusammenstellung in Anlehnung an Hirsch 2000)*

6.2 Formen der Gewalt gegen Pflegekräfte

6.2.1 Personale Gewalt

Pflegekräfte erfahren nicht selten personale Gewalt von Seiten der Heimbewohner.

So können sie körperlich aktiver Gewalt ausgesetzt sein, indem die Pflegebedürftigen sie schlagen, kratzen, klammern, mit Gegenständen werfen oder, wie im Fallbeispiel (Kap. 4) geschehen, anspucken.

Auch passive Gewalt wird von den Heimbewohnern ausgeübt, wenn diese sich beispielsweise bei der Pflegearbeit bewusst schwer machen oder die Einnahme von Nahrung und Medikamenten verweigern. So scheint Herr C aus dem Fallbeispiel (Kap. 4) bewusst nicht unterstützend bei der Pflegearbeit mitzuwirken.

Verbale bzw. psychische Gewalt erfahren Pflegekräfte durch die Heimbewohner, indem sie von ihnen persönlich beleidigt, beschimpft, angeschuldigt werden. Auch ständiges Nörgeln, Klingeln oder sexuell „anzügliche" Bemerkungen werden oft als psychische Gewalt erlebt.

Pflegekräfte können aber auch personaler Gewalt von Kollegen und Vorgesetzten ausgesetzt sein. Dabei handelt es sich meist um psychische Gewalt. Mögliche Formen sind Ausgrenzung aus dem Team, „Mobbing", Benachteiligung bei der Dienstplanerstellung, Verbot von Kritik und Widerworten. Auch das im Fallbeispiel (Kap. 4) angeführte Halten von „Standpauken" anstatt konstruktiver Kritik kann als psychische Gewalt empfunden werden.

6.2.2 Strukturelle Gewalt

Pflegekräften sind ebenso wie die Heimbewohner struktureller Gewalt ausgesetzt. Darunter zählen schlechte Arbeitsbedingungen wie Mangel an Personal, bestehender Zeitdruck, zu lange und ständig wechselnde Arbeitszeiten bzw. fehlende freie Tage, geringe Bezahlung, ungenügendes Angebot an Weiterbildung.

Auch im Fallbeispiel (Kap. 4) wird deutlich, dass die Pflegekraft struktureller Gewalt ausgesetzt ist. Es ist zu wenig Personal vorhanden, wodurch Zeitdruck entsteht. Zudem wird der lange Arbeitszeitraum (11 Tage) als sehr belastend empfunden. Dies alles kann wiederum zur personalen Gewalt gegenüber dem Heimbewohner führen (vgl. Ursachen von Gewalt, Kap. 5.1.3).

Gesetzlichen Zwänge sind ebenfalls strukturelle Gewalt. Als Beispiel kann auch hier der durch die Pflegeversicherung vorgegebene Zeitrahmen für bestimmte pflegerische Verrichtungen genannt werden. Ebenso wie die Tatsache, dass in dem „Leistungskatalog" der Pflegeversicherung der zeitliche Aufwand für die Betreuung von dementiell veränderten und psychisch kranken Bewohnern nicht enthalten ist.

6.2.3 Kulturelle Gewalt

Als eine Form kultureller Gewalt gegen Pflegekräfte kann der Sachverhalt betrachtet werden, dass der Altenpflegeberuf kein hohes gesellschaftliches Ansehen besitzt. Zurückzuführen ist dies sicherlich zum einen auf die schon angesprochene geringe Wertschätzung alter Menschen. Zum anderen gibt es immer noch das Vorurteil, dass für die Pflegearbeit nur die „weiblichen Tugenden" und keine Professionalität notwendig sind (vgl. Hirsch 2000).

Diese kulturell bedingten Gedankenkonstrukte tragen dazu bei, dass keine ausreichende Förderung des Pflegesektors und dessen Personals erfolgt, was sich wiederum negativ auf die Pflegekräfte auswirkt und die Entstehung von (gewaltfördernden) Missständen begünstigt.

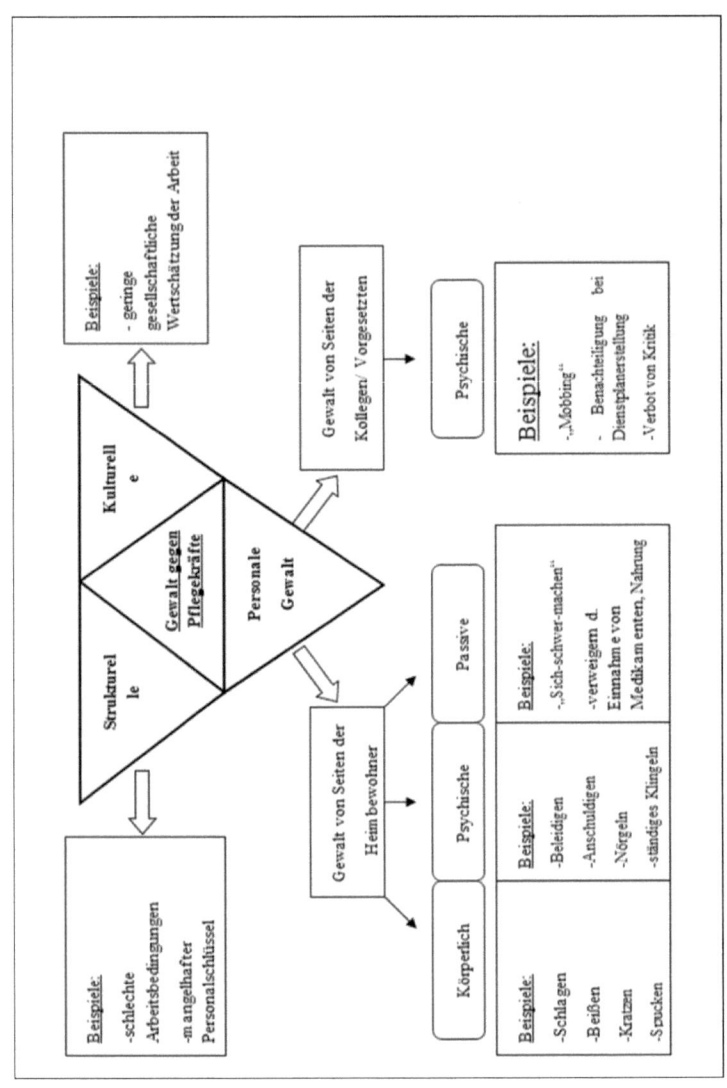

Abb. 9 Formen der Gewalt gegen Pflegekräfte

„Behandle Menschen so, wie du willst, dass sie dich behandeln."

7. Ansätze zur Gewaltverminderung in der stationären Altenpflege

Den oben stehenden Leitgedanken habe ich an den Anfang dieses Kapitels gestellt, weil er sicherlich den besten Ansatz zur Verminderung von Gewalt darstellt. Wenn alle Menschen nach ihm handeln würden, müsste wohl kaum noch über weitere Wege nachgedacht werden. Aber leider ist es nicht so einfach!

Nachdem in den vorangegangenen Kapiteln Formen und Ursachen von Gewalt in der stationären Altenpflege geklärt wurden, möchte ich nun auf Grundlage dieser Erkenntnisse Schlussfolgerungen über Möglichkeiten zur Verminderung von Gewalt ziehen. Dabei kann ich keine absoluten Lösungen vorstellen, sondern nur Anregungen bzw. Ansatzpunkte liefern, welche jedoch kleine, aber möglicherweise entscheidende Schritte zur Verminderung von Gewalt in der stationären Altenpflege darstellen können.

7.1 Ansatzpunkt Pflegekräfte

Pflegekräfte stellen einen wichtigen Ansatzpunkt für die Verminderung von Gewalt dar. Sie üben Gewalt aus, erfahren Gewalt und haben auch die Möglichkeit zur Veränderung.

Ein Ansatz um aus bestehenden Gewaltspiralen auszusteigen ist, diese überhaupt als solche zu erkennen. Bezogen auf die Pflegekräfte bedeutet dies, dass sie sich mit bestehenden konflikthaften Beziehungen und der eigenen Arbeitsweise auseinander setzen müssen. So sollte analysiert werden in welchen Situationen und bei welchen Personen negative Gefühle wie Wut oder Ärger aufsteigen und warum. Nützlich ist es dabei, sich auch einmal in die Rolle des Anderen hinein zu versetzen, weil dadurch ein gewisses gegenseitiges Verständnis geweckt werden kann. Ich denke auch, dass bei der Pflegekraft im Fallbeispiel (Kap. 4) durch die bewusste Rückerinnerung an ihren Arbeitstag Reflexionsprozesse gefördert und eventuell Erkenntnisse gewonnen wurden.

Weiterhin sollte die eigene Arbeitsweise dahingehend reflektiert werden, wo negative Routinen bestehen und wie diese verbessert und stärker auf die Bedürfnisse der Bewohner abgestimmt werden können. Günstig wäre es, wenn die Erkennungsprozesse von der Institution unterstützt würden, indem sie ihren Mitarbeitern die Möglichkeit der Supervision oder einer anderen Art des vertraulichen Austauschs bietet.

Zudem sollten die Mitarbeiter untereinander wachsam für konflikthafte Beziehungen mit Heimbewohnern sein und in Überlastungssituationen ihre Kollegen unterstützen, indem sie ihnen beispielsweise die Pflege eines „schwierigen" Patienten abnehmen, um einer Eskalationen und der möglicherweise damit verbundenen Gewalt vorzubeugen. Schon in der Ausbildung wäre eine verstärkte Einbeziehung der Thematik Gewalt und den Umgang mit ihr angebracht.

Um Gewalt zu vermindern ist es zudem von großer Wichtigkeit, dass die Pflegekräfte an ihrer Persönlichkeit und den eigenen Fähigkeiten arbeiten. Die persönlichen Ansprüchen und Ideale sollten auf deren Realitätsbezug überprüft werden, um unnötigen Enttäuschungen und damit verbundener Frustration vorzubeugen (vgl. Ursachen von Gewalt, Kap. 5.2.2). Weiterhin ist es bedeutsam „blinde Flecken" der eigenen Persönlichkeit, also Schwachstellen oder unbewusste Problemlagen zu erkennen, um eine Übertragung dieser auf die Heimbewohner zu verhindern. Während meines Studiums wurde die Bedeutsamkeit des Erkennens der eigenen „blinden Flecken" für den Beruf des Sozialarbeiters hervorgehoben und Selbsterfahrungskurse zu diesem Zwecke angeboten. Ich denke, dass dies auch für Menschen in der Pflegearbeit nützlich wäre.

Weiterhin sollte eine intensive Auseinandersetzung mit der Thematik „Tod und Sterben" erfolgen, da dies ein großes Belastungsmoment in der Altenpflege darstellt (vgl. Ursachen von Gewalt, Kap. 5.2.2). In diesem Zusammenhang ist es auch wichtig, dass im Pflegealltag Zeit und Raum für Gefühle bleibt. Wenn beispielsweise Weinen als „unprofessionell" angesehen wird, ist dies ein fataler Fehler, denn damit wird den Pflegekräften eine zur Gewalt alternative Reaktionsmöglichkeit auf Frustration genommen.

Wie jemand mit Frustration umgeht, hängt von den gelernten Bewältigungsstrategien ab. Verfügt die Pflegekraft nur über wenig alternative Verhaltensweisen, ist die Wahrscheinlichkeit einer gewalttätigen Reaktion sehr hoch. Eine logisch daraus folgende Möglichkeit zur Verhinderung von Gewalt ist, dass die Pflegekraft neue Verhaltensweisen und einen konstruktiveren Umgang mit Aggression erlernt. Von sich selbst heraus ist dies sehr schwierig, da das eigene

Verhaltensrepertoire sich oft schon über Jahre hinweg bewährt hat. Eine Möglichkeit zum Erlernen neuer Bewältigungsstrategien ist, dass Kollegen und vor allem auch Vorgesetzte positives Vorbild sind (vgl. Lernen am Modell, Kap. 3.2.2), indem sie beispielsweise offen über Gefühle und Probleme sprechen, den Ärger dort anbringen wo er hingehört und ihn nicht auf andere Personen „verschieben".

Eine weitere Möglichkeit, die durch die Heimleitung im Interesse aller realisiert werden sollte, ist das Anbieten von Weiterbildungen für das Personal zum Umgang mit Gewalt. Auch fachliche Weiterbildungen sind wichtig. Wenn die Pflegekraft zum Beispiel über ausreichendes Wissen zu bestimmten Krankheitsbildern und den erforderlichen Umgang mit diesen verfügt, wachsen das Verständnis und die Sicherheit bei der Arbeit mit erkrankten Heimbewohnern.

Ein ebenfalls wichtiger Punkt zur Verminderung von Gewalt ist der, dass die Pflegekräfte sich selbst pflegen. Oft „pflegen" sie alle anderen Personen in ihrem Umfeld (Heimbewohner, aber auch Familie) und die eigenen Bedürfnisse werden hinten angestellt. Dabei sollte gerade Letzteres oberste Priorität besitzen. Dies klingt vielleicht egoistisch, hat aber eigentlich genau die gegenteilige Wirkung. Ruthemann (1993) sagt dazu einen meiner Meinung nach sehr treffenden Satz: „Ausgebrannte Menschen geben keine Wärme!"(S.90). Demnach müssen Pflegekräfte im Interesse aller auf ihr eigenes seelisches und körperliches Wohlbefinden achten. Es sollte einen Ausgleich zur physischen und psychischen belastenden Pflegearbeit geben, in dem wieder neue Kraft geschöpft werden kann. Dies können schon kleine Dinge sein wie ein entspannendes Bad am Ende des Arbeitstages, Lesen eines guten Buches, gutes Essen, bewusstes Zeitnehmen für Partner und Familie, ein Spaziergang in der Natur oder ein Hobby.

7.2 Ansatzpunkt Heimbewohner

Wie schon mehrfach dargestellt können Heimbewohner Opfer von Gewalt, aber auch Täter sein. Ich habe mich daraufhin gefragt, ob die Pflegebedürftigen selbst überhaupt direkt als Ansatzpunkt zur Gewaltverminderung genutzt werden können.

Meiner Meinung nach sind die Möglichkeiten mit denen ältere Menschen zu einer Veränderung ihrer lebenslang angeeigneten und bewährten (aggressiven) Verhaltensweisen bewegt werden können nur sehr begrenzt, wenn überhaupt vorhanden.

In Bezug auf die Lerntheorien (vgl. Kap. 3.2) kann Gewalttätigkeit bei Heimbewohnern vermindert werden, indem einerseits positive Verhaltensweisen belohnt werden. Andererseits dadurch, dass das Umfeld, hierbei besonders die Pflegekräfte, als Vorbild fungiert, selbst keine Gewalt anwendet und vielleicht sogar noch neue Verhaltensweisen aufzeigt.

Heimbewohner, welche geistig nicht stark verwirrt sind, sollten auf ihr gewalttätiges Handeln angesprochen werden, indem das „Opfer" beispielsweise von seinen durch die Gewalthandlung entstandenen Gefühlen spricht und versucht das Geschehene zu reflektieren. Somit wird dem Heimbewohner die Wirkung seines Handelns vor Augen geführt und beiden Seiten die Möglichkeit gegeben dessen Ursachen zu erkennen und gegebenenfalls in Zukunft zu vermeiden.

Bedacht werden muss, dass gesteigerte Aggression von Heimbewohnern auch als Nebenwirkung von Medikamenten auftreten kann (vgl. Grond 1997, S.18). Dies sollte abgeklärt und gegebenenfalls verändert werden.

Wenn die Gewaltbereitschaft des Pflegebedürftigen (krankheitsbedingt) so hoch ist, dass er sich selbst oder andere gefährdet, können dagegen auch Medikamente verordnet werden. Allerdings sollte dies nur als letztes Mittel betrachtet werden, nachdem bereits alle anderen Hilfsmöglichkeiten ausgeschöpft wurden (vgl. Grond 1997, S.28).

Ohne Anspruch auf Vollständigkeit zu erheben, stellen dies meiner Ansicht nach die direkt bei der Persönlichkeit des einzelnen Heimbewohners ansetzenden Möglichkeiten der Gewaltverminderung dar.

Natürlich kann Gewalt durch den Heimbewohner auch vermindert werden, indem sein direktes Umfeld positiv auf ihn wirkt, wenig Anlass für Frustration gibt und zum Wohlbefinden des Pflegebedürftigen beiträgt.

So ist es beispielsweise schon zu Beginn wichtig, den Heimeintritt so angenehm wie möglich zu gestaltet. Günstig wäre, wenn der Pflegebedürftige nach Möglichkeit das Heim schon vor dem Einzug kennen gelernt, vielleicht sogar ein paar Tage zur Probe gewohnt hat (z.B. in der Kurzzeitpflege). Die Angehörigen sollten sich vor dem Heimeintritt bewusst Zeit für Gespräche nehmen, indem sie Vor- und Nachteile, Beweggründe, Gefühle offen ansprechen, um den Pflegebedürftigen nicht den Eindruck zu vermitteln, dass er abgeschoben und allein gelassen wird. Von Vorteil ist, wenn in das Pflegeheim eigene Möbel und vielleicht sogar das Haustier mitgebracht werden darf.

Zuwendung, Gespräche über die neue Situation, Seelsorge (nicht nur im kirchlichen Sinne), Schaffung kleiner Freuden und Wertschätzung sind meiner Meinung nach nicht nur in der Anfangszeit ein notwendiger Ansatzpunkt, um Gewalt von Seiten der Heimbewohner zu vermindern. Denn sie fühlen sich dadurch angenommen, es trägt zu ihrem Wohlbefinden bei und bringt weniger Anlass zur Frustration. Außerdem bekommt der Heimbewohner dadurch die Möglichkeit sich alle Frustrationen von der Seele zu reden und muss sie nicht in Form von Gewalt loswerden. Für diese Form der „Gewaltprävention" sollte sich das gesamte Umfeld des Pflegebedürftigen (Pflegekräfte, Angehörige, Bekannte und vielleicht sogar ehrenamtliche Helfer) Zeit nehmen.

7.3 Ansatzpunkt strukturelle Rahmenbedingungen

Die Veränderung struktureller Rahmenbedingungen in der stationären Altenpflege ist ein wichtiger Ansatzpunkt, um Gewalt zu vermindern. Denn sie können an sich schon eine Form von Gewalt darstellen und begünstigen das Entstehen von personaler Gewalt.

Wenn ich im vorangegangenen Absatz (7.2) die Wichtigkeit von Zuwendung und Gesprächen für die Heimbewohner hervorgehoben habe, müssen natürlich die strukturellen Rahmenbedingungen dem Pflegepersonal Raum dafür geben. Im Fallbeispiel (Kap. 4) wird deutlich, dass den Pflegekräften auf Grund fehlenden Personals meist sehr wenig Zeit für persönliche Zuwendung bleibt. Wie im Kapitel 5 von mir dargestellt, ist der Personalmangel und damit verbundene Zeitdruck eine der wichtigsten Ursachen für die Entstehung von Gewalt seitens der Pflegekräfte und Heimbewohner. Demzufolge ist die Erhöhung des Personalschlüssels in der stationären Altenpflege meiner Meinung nach zwingend notwendig. Um dies zu realisieren sind neben der Heimleitung und dem Träger auch vor allem „höhere Instanzen" gefragt. So sollten die Kostenträger den von ihnen anerkannten Pflegeschlüssel anheben. Weiterhin wäre es sinnvoll die angestrebte Abschaffung des Zivildienstes zu überdenken. Denn mit dem Wegfall dieser oft im Pflegeheim fest eingeplanten Stellen geht eine Entlastung für das Personal und eine Chance der Zuwendung für die Heimbewohner verloren.

Zur Qualitätssicherung in der Pflege und zum Wohle aller Beteiligten muss zudem darauf geachtet werden, dass mehr qualifizierte Pflegekräfte eingestellt werden.

Weiterhin sollte die Betreuungsleistung für demenziell und gerontopsychiatrisch veränderte Menschen stärker anerkannt werden. So sind die Kriterien für die Einordnung in Pflegestufen vorrangig an körperlichen Einschränkungen (z.B. Nahrungsaufnahme, Bewegung) orientiert. Jedoch bedürfen altersverwirrte Heimbewohner ebenso viel Zeit, Zuwendung, Unterstützung und Aufsicht. Würde dies berücksichtigt werden und eine höhere Einstufung dieser Personengruppe erfolgen, wären die Finanzierung und Einstellung von mehr Pflegepersonal und somit bessere Betreuungsbedingungen möglich.

In diesem Zusammenhang muss meiner Meinung nach auch noch verstärkter darauf geachtet werden, dass die Bewohnergruppen nach der Art ihrer Erkrankung zusammengestellt werden. Denn es trägt nicht zum Wohlbefinden der Bewohner bei, wenn beispielsweise körperlich eingeschränkte Menschen dauerhaft mit geistig Verwirrten auf engsten Raum zusammen leben müssen.

Eine übersichtliche, barrierefreie, freundliche und wohnliche Gestaltung des Pflegeheimes muss selbstverständlich sein. Zudem sollte jedem Heimbewohner auf Wunsch ein 1-Bett-Zimmer zustehen.

Weiterhin wäre es wichtig, dass den Mitarbeitern und Bewohnern eines Pflegeheimes ein möglichst großer Handlungsspielraum zugesprochen wird (vgl. Ruthemann, S.128). Für die Heimbewohner bedeutet dies, dass sie beispielsweise Mitspracherecht bei der Struktur ihres Tagesablaufes, der räumliche Gestaltung und ihrer Freizeitaktivitäten haben. Die Mitarbeiter sollten verstärkt in Entscheidungs- und Veränderungsprozesse des Heimes mit einbezogen werden, da sie oft am besten wissen, wo und warum es in der Institution „klemmt" und wie die Lebensqualität der Heimbewohner und die Arbeitssituation des Personals verbessert werden kann. Außerdem fördern diese Entscheidungsmöglichkeiten die Überzeugung, dass man seine Lebens- und Arbeitssituation beeinflussen kann, was wiederum zum Handeln motiviert und zur persönlichen Zufriedenheit beiträgt (vgl. Mayer 1998, S.131).

So wie sich die Pflegkräfte selbst pflegen sollen, so sollte meiner Ansicht nach auch die Heimleitung auf die „Pflege" seiner Mitarbeiter achten. Neben der Erweiterung des Handlungsspielraumes und der Bereitstellung eines angemessenen Personalschlüssels, ist es wichtig auch auf kleinere, aber sehr wirksame Maßnahmen Wert zu legen. So muss darauf geachtet werden, dass genügend Erholungspausen zwischen den einzelnen Arbeitsabschnitten liegen. Diese Arbeitsabschnitte sollten zudem nicht zu lang sein, denn wie die Pflegekraft im Fallbeispiel (Kap. 4) mehrfach betont, stellt dies ein sehr großes Belastungsmoment dar. Auch ist es für das körperliche Wohlbefinden ungünstig, wenn in diesem Zeitraum häufige Schichtwechsel erfolgen.

7.4 Ansatzpunkt Gesellschaft

Im Abschnitt 6.1.3 habe ich kurz dargestellt, dass in unserer heutigen Gesellschaft eine eher negative Einstellung zum Alter und zu alten Menschen besteht und wie sich dies negativ auf diese Personengruppe auswirkt. Aktuelle Diskussionen, wie um die Rentenkürzung, tragen zur Aufrechterhaltung des Bildes der alten Menschen als Leistungsempfänger ohne einen Nutzen für die Gesellschaft bei. Es wäre demnach von großer Bedeutung das Image dieser Bevölkerungsgruppe, der jeder von uns eines Tages selbst angehören wird, dahingehend zu verändern, dass sie wieder als Wert und nicht als Last für die Gesellschaft angesehen wird.

Weiterhin sollte die Arbeit mit alten Menschen größere gesellschaftliche Anerkennung finden und eine stärkere Förderung erfahren, um bessere Bedingungen für eine qualitativ hochwertige und möglichst gewaltfreie Pflege und Betreuung zu schaffen. Meiner Meinung nach besitzt der Beruf des Altenpflegers heute eher das Ansehen des „Versorgers für eine abgeschobene Randgruppe". Gerade auch in Anbetracht des drohenden Fachkräftemangels wäre ein Imagewandel nötig. So wäre es sinnvoll in der Öffentlichkeit die Wichtigkeit der Arbeit stärker zu betonen und „Aufklärungsarbeit" diesbezüglich zu leisten. Zudem sollte eine Steigerung der Attraktivität des Berufsbildes des Altenpflegers erfolgen, beispielsweise durch die Schaffung günstigerer Arbeitsbedingungen wie einer höhere Entlohnung oder einem besseren Personalschlüssel.

Konkret auf die Gewalt in der stationären Altenpflege bezogen ist meiner Ansicht nach auch hier die Öffentlichkeit gefragt. Die bestehende Problematik darf nicht verschwiegen werden oder sogar als nicht existent deklariert werden. Fakt ist, dass es Gewalt in der stationären Altenpflege gibt. Allerdings habe ich bei meiner Recherche nur wenig deutsche Studien mit Zahlen zu dieser speziellen Thematik gefunden. Dies mag auch daran liegen, dass die Heime sich diesbezüglich weitestgehend für die Außenwelt verschließen („Mauer des Schweigens"), weil es Gewalt in ihrer Einrichtung nicht geben darf. Dabei denke ich jedoch, dass gerade das offene Ansprechen und die bewusste Auseinandersetzung mit der Problematik zur Gewaltverminderung beitragen können. Dieser Öffnung der Heime wenig zuträglich ist sicherlich die „Effekthascherei" der Medien beim Bekanntwerden von Missständen. Anstatt sich auf Skandalmeldungen zu beschränken, in denen beispielsweise nur das „böse Pflegepersonal" vorgeführt wird, sollten sie auch Hintergründe beleuchten. Ihre Machtposition in der Gesellschaft könnten sie dabei gezielt nutzen, um Druck auf die Politik auszuüben und somit die Änderung und Beseitigung von gewaltfördernden Rahmenbedingungen zu erwirken.

Auch das Pflegepersonal muss verstärkt die Möglichkeit erhalten sich ohne Angst vor Konsequenzen über ihre Lage und bestehende Gewalt zu äußern. Angehörige oder Bekannte der Heimbewohner sollten ebenfalls für die Gewaltproblematik sensibilisiert und dazu ermutigt werden Partei für die Pflegebedürftigen zu ergreifen und Missstände aufzudecken.

Als weitere Kontrolle von „Außen" wäre es sicherlich sinnvoll die vom Gesetzgeber vorgeschriebenen Kontrollen zur Einhaltung des Heimgesetzes durch die Aufsichtsbehörden zu verstärken. Jedoch darf auch in diesem Zusammenhang nicht nur die Benennung der Missstände erfolgen, sondern es müssen auch die Hintergründe dieser erforscht und behoben werden.

Schlussbetrachtung

Gewalt in der stationären Altenpflege ist eine sehr komplexe Thematik mit vielfältigen Ursachen, Formen und Auswirkungen.

Die Institution Altenpflegeheim ist meiner Ansicht nach für deren Mitglieder ein Ort mit einem hohen „Gewalterfahrungsrisiko". So erfahren die Heimbewohner und Pflegekräfte durch die vorgegebenen strukturellen Rahmenbedingungen (z.B. Tagesplan) schon indirekt Gewalt. Diese kann für die Betroffenen belastend und frustrierend wirken, wodurch sich zudem die Gefahr für die Entstehung von direkter personaler Gewalt erhöht. Weiterhin sind gewisse Formen von Gewalt (z.B. zwanghaftes Zuführen von Flüssigkeit) in Altenpflegeheimen auf Grund der bestehenden Fürsorge- und Aufsichtspflicht legitim. Auch müssen Pflegekräfte damit rechnen, dass die älteren Menschen krankheitsbedingt zu gesteigerter Aggression neigen können.

Ich gehe demnach davon aus, dass Gewalt in der stationären Altenpflege nicht völlig verhindert werden kann. Eine Verminderung dieser Problematik ist jedoch möglich und meiner Meinung nach dringend notwendig. Wichtig wäre in diesem Zusammenhang, dass die Thematik enttabuisiert und öffentlich diskutiert wird. Die Gesellschaft und Politik darf vor den in den Pflegeheimen herrschenden Missständen nicht die Augen verschließen! Zum einen, weil dadurch täglich im Grundgesetz verankerte Menschenrechte verletzt werden. Zum anderen in Anbetracht der Bevölkerungsentwicklung, die dahin geht, dass es zunehmend mehr ältere als jüngeren Menschen geben wird. Eine steigende Anzahl an Pflegebedürftigen ist auf Grund des zunehmenden Alters und dem damit verbundenen erhöhten Risiko der Hilfsbedürftigkeit zu erwarten. Demgegenüber stehen immer weniger jüngere Menschen, die einerseits in die Pflegekassen einzahlen und andererseits auch die Pflegearbeit für die älteren Menschen übernehmen können oder wollen. Wenn also keine bewusste öffentliche Auseinandersetzung über Lösungswege erfolgt, ist zu vermuten, dass Gewalt in der stationären Altenpflege weiter zunimmt.

Ich möchte hierbei noch erwähnen, dass es natürlich auch viele positive Beispiele und neue Wege in der Pflege alter Menschen gibt. So werden beispielsweise verstärkt Wohngruppen speziell für an Demenz erkrankte Menschen eröffnet. Zudem gibt es Initiativen, die sich mit der

Gewaltproblematik beschäftigen, Öffentlichkeitsarbeit leisten und Lösungswege suchen.

In diesem Zusammenhang sollten meiner Meinung nach auch Sozialarbeiter tätig werden. Sowohl auf der gesellschaftlichen und politischen Ebene, als auch in den Pflegeheimen selbst.

Schön wäre es, wenn die vorliegende Diplomarbeit dem Leser eine Ermutigung und einen Einstieg für diese <u>aktive</u> Auseinandersetzung mit der Problematik „Gewalt in der stationären Altenpflege" geben könnte.

Literaturverzeichnis

Bandura, A. (1979). Aggression. Eine sozial- lerntheoretische Analyse. Stuttgart: Klett-Cotta

Büttner, Ch. (1997). Stichwort: Gewalt. In Deutscher Verein für öffentliche und private Fürsorge (Hrsg.), Fachlexikon der Sozialen Arbeit (S.419-421). Frankfurt a.M.: Eigenverlag

Diakonisches Werk Bayern e.V. (Hrsg.). (2003). Gewalt in der Pflege alter Menschen. Nürnberg: COS Druck+Verlag

Dießenbacher H./ Schüller K. (1993). Gewalt im Altenheim. Freiburg: Lambertus Verlag

Dunkel, W. (1994). Pflegearbeit- Alltagsarbeit. Eine Untersuchung der Lebensführung von AltenpflegerInnen. Freiburg: Lambertus Verlag

Gielen, Gabriele (1996). Soziale Kompetenz im Altenheim. Aachen: Verlag Mainz

Goffman, E. (1973). Asyle. Über die soziale Situation psychiatrischer Patienten und anderer Insassen. Frankfurt a.M.: S Uhrkamp Verlag

Grond, E. (1997). Altenpflege ohne Gewalt. Hannover: Vincentz Verlag

Hirsch, R.D./ Fussek C. (1999). Gewalt gegen pflegebedürftige alte Menschen in Institutionen: Gegen das Schweigen. Bonn: Bonner Schriftenreihe „Gewalt im Alter"

Hirsch, R.D./ Kranzhoff E.U. (1999). Prävention von Gewalt gegen alte Menschen: Im häuslichen Bereich und in Einrichtungen. Bonn: Bonner Schriftenreihe „Gewalt im Alter"

Kauffeldt, S./ Kühnert, S./ Wittrahm, A. (1995). Psychologische Grundlagen der Altenarbeit. Bonn: Dümmler Verlag

Knobling, C. (1990). Konfliktsituationen im Altenheim. Freiburg: Lambertus Verlag

Kornadt, H.-J. (1981). Aggression und Frustration als psychologisches Problem. Darmstadt: Wissenschaftliche Buchgesellschaft

Meyer, M. (1998). Gewalt gegen Menschen in Pflegeeinrichtungen. Bern: Verlag Hans Huber

Möglich, K. (2003). Gewalt gegen alte Menschen. Unveröff. Dipl.Arbeit, Hochschule Zittau/ Görlitz

Nolting, H.-P. (1997). Lernfall Aggression. Hamburg: Rowohlt Taschenbuch Verlag

Ruthemann, U. (1993). Aggression und Gewalt im Altenheim. Basel: Recom Verlag

Seligman, M. (1995). Erlernte Hilflosigkeit. Weinheim: Psychologie Verlags Union

Statistisches Bundesamt (Hrsg.). (2003a). Bericht Pflegestatistik 2001. Bonn

Statistisches Bundesamt (Hrsg.). (2003b). Bevölkerung Deutschlands bis 2050 – Ergebnisse der 10. koordinierten Bevölkerungsvorausberechnung. Wiesbaden: Pressestelle d. Statistischen Bundesamt

Thiele, G. (2001). Soziale Arbeit mit alten Menschen. Köln: Fortis Verlag

Walhalla (Hrsg.). Gesetze für Sozialwesen. Regensburg: Walhalla Fachverlag

Elektronische Medien

dip (Deutsches Institut für angewandte Pflegeforschung e.V.) (2003). Pflege- Thermometer 2003 Frühjahrsbefragung zur Lage und Entwicklung des Pflegepersonalwesens in der stationären Altenpflege in Deutschland. Verfügbar unter: www.dip-home.de (Zugriff am 02.01.2004)

Hirsch, D. (2000). Gewalt in der Pflege: Ein drängendes Problem. Verfügbar unter: www.hsm-bonn.de (Zugriff am 27.11.03)

Anhang

Übersicht über Erklärungsansätze zur Gewaltentstehung

Folgende Zusammenstellung soll einen Überblick über einige der bekanntesten Erklärungsansätze zur Entstehung von Gewalt geben.

a) Biologisch orientierte Erklärungsansätze

Triebtheorie (Freud)

Aggression wird als angeborener Trieb verstanden. Aggression ist der Ausdruck des Todestriebes der neben dem Lebenstrieb jedem Menschen inne wohnt. Der Todestrieb strebt nach Selbstzerstörung des Individuums, kann jedoch mittels Gewalt nach Außen umgelenkt werden und besitzt demnach für den Menschen eine lebenserhaltende Funktion (vgl. Mayer 1998, S.45)

Instinkttheorie (Lorenz)

Geht auf Grund von Verhaltensbeobachtung bei Tieren davon aus, dass Aggression ein dem Menschen angeborener Instinkt ist, der zur Arterhaltung dient (Verteidigung von Nachkommen, Bilden von Rangordnungen). Wie in einer Art „Dampfkessel" können sich die ständig in unserem Organismus erzeugten aggressiven Impulse anstauen und sich beim Erreichen einer bestimmten Schwelle ohne großen Anlass spontan in Form einer aggressiven Handlung entladen (vgl. Nolting 1997, S.59).

Hirnschädigungen

Studien haben gezeigt, dass Hirnschädigungen beispielsweise durch schwere Kopfverletzungen oder Krankheiten wie Alzheimer, die Aggressionsbereitschaft erhöhen können. Durch Schädigungen z.B. im Stirnhirn werden die Betroffenen zwar nicht gewaltbereiter als andere Menschen, sie können jedoch aggressive Gefühle weniger kontrollieren, so dass sie dazu neigen impulsiv und gewalttätig zu reagieren (vgl. Grond 1997, S.16).

b) Psychologisch orientierte Erklärungsansätze

<u>Frustrations- Aggressions- Hypothese (Dollard)</u>

Frustration kann Gefühlen wie Wut oder Ärger hervorrufen, was zu Aggression führen kann. Näheres dazu in Kapitel 3.1 dieser Diplomarbeit.

<u>Lerntheorien</u>

Aggressives Verhalten wird wie jedes soziale Verhalten durch Lernen erworben.

Näheres dazu in Kapitel 3.2 dieser Diplomarbeit.

Legende von der Erschaffung der Krankenschwester

Als der liebe Gott die Krankenschwester schuf, machte er bereits den sechsten Tag Überstunden.

Da erschien ein Engel und sagte: „Herr, ihr bastelt aber lange an dieser Figur!"

Der liebe Gott antwortete: „Hast du die lange Liste spezielle Wünsche auf der Bestellung angesehen? Sie soll als Frau und als Mann lieferbar sein, wartungsfrei und leicht zu desinfizieren, aber nicht aus Plastik. Sie soll Nerven wie Drahtseile Haben und einen Rücken auf dem sich alles abladen lässt. Dabei aber so zierlich, dass sie sich in viel zu kleinen Dienstzimmern wohlfühlen kann. Sie muss fünf Dinge zur gleichen Zeit tun können und dabei immer noch eine Hand frei haben."

Da schüttelte der Engel den Kopf und sagte: „Sechs Hände, das wird kaum gehen!".

„Die Hände machen mir keine Kopfschmerzen", sagte der liebe Gott, „aber drei Augenpaare, die schon das Standardmodell haben soll…

…ein Paar, das nachts durch alle Wände sehen kann, damit eine Nachtwache zwei Stationen betreuen kann

…ein zweites Paar im Hinterkopf, mit dem sie sieht, was man vor ihr verbergen möchte, was sie aber unbedingt wissen muss,

…und natürlich das eine Paar hier vorn, mit dem sie einen Patienten ansehen und sagen kann: "Ich verstehe Sie und bin für Sie da!", ohne dass sie ein Wort sprechen muss."

Der Engel zupfte ihn leicht am Ärmel und sagte: „Gehe schlafen Herr, und mache morgen weiter."

„Ich kann nicht", sagte der liebe Gott, „ich habe es bereits geschafft, dass sie fast nie krank wird. Sollte sie dennoch erkranken, heilt sie sich selber. Sie kann begreifen, dass zehn Doppelzimmer vierzig Patienten bedeuten, aber für zehn Stellen oft nur fünf Schwestern sind. Sie hat Freude an ihrem Beruf, der alles fordert und versteht, dass sie dafür wenig bezahlt bekommt. Sie kann mit Schaukelschichten leben und kommt mit wenigen Wochenenden aus."

Der Engel ging um das Modell der Schwester herum. „Das Material ist zu weich", seufzt er.

„Aber dafür zäh", entgegnete der liebe Gott. „Du glaubst gar nicht, was er alles aushält." -

„Kann sie denken?" -

„Nicht nur denken, sondern urteilen und Kompromisse schließen", sagte der liebe Gott.

Schließlich beugte sich der Engel vor und f Uhr mit dem Finger über die Wange des Modells. „Da ist ein Leck", sagte der Engel, „ich habe euch ja gesagt, ihr versucht zuviel in das Modell hineinzupacken!"

„Das ist kein Leck, das ist eine Träne!"

„Wofür ist die?" -

„Sie fließt bei Freude, Trauer, Enttäuschung, Schmerz und Verlassenheit", sagte der liebe Gott versonnen.

„Die Träne ist das Überlaufventil!"

Erna Brombeck

„Kulturelle und sexuelle Gewalt in der Pflege"
von Anike Bäslack

2006

„(...) Die Gewalt herrscht

wo irgendwer

oder irgendetwas

zu hoch ist

oder zu heilig

um noch kritisiert zu werden

oder wo die Kritik nichts tun darf

sondern nur reden

und die Heiligen oder die Hohen

mehr tun dürfen als reden (...)"

Erich Fried 1985

Auszug aus dem Gedicht: Die Gewalt

1. Einleitung

Überfüllte Krankensäle, kurz angebundene Krankenschwestern und -wärter, rabiate Behandlungsmethoden und dahinsiechende schwerkranke Menschen sind seit einigen Jahrzehnten in Deutschland sowie zumindest in anderen westlich industrialisierten Ländern passé. Ungefähr seit den 60er Jahren ist sowohl in der architektonischen und technischen Ausstattung der Krankenhäuser und Alten-/Pflegeheime, als auch in der pflegerischen Versorgung und medizinischen Behandlung eine stete Verbesserung auszumachen. Frühere Zustände wurden als unmenschlich beschrieben und im Zuge von ethisch-moralischen sowie strukturellen Modernisierungen den menschlichen Bedürfnissen und zeitgemäßen Bedingungen angepasst.

Die veränderten Tätigkeiten des Pflegepersonals sind im 1985 beschlossenem Krankenpflegegesetz definiert, wie auch die korrekte Berufsbezeichnung, Ausbildungsrichtlinien und staatliche Examina. Doch was passiert hinter den Mauern der renovierten Kliniken und Heimen in gepflegten Ein bis Dreibettzimmern? Kann das Pflegepersonal den menschlichen Bedürfnissen umfangreich nachkommen ohne ihre eigene Person aus den Augen zu verlieren und seelisch auszubrennen? Gibt es genügend Zeit- und Personalressourcen, um die Anforderungen der ganzheitlichen Pflege und medizinintensiven Behandlung zu bewerkstelligen?

Gewalt in der Kranken- und Altenpflege wird seit Anfang der 1970er Jahre thematisiert. Vorherige Umstände in Krankenhäusern und -heimen wurden als menschenunwürdig geschildert, auch, wenn sie der Zeit sowie der landläufigen Meinung, Krankenhäuser seien nun mal keine Hotels, entsprachen. Gerade in den letzten Jahren hat sich diese Haltung jedoch grundlegend geändert. Die Bevölkerung der kapitalistisch-industrialisierten Länder avanciert verstärkt zu einer Dienstleistungsgesellschaft, was sich auch auf die Behandlung und Betreuung in Kliniken und Alten-/Pflegeheimen auswirkt. Begrüßenswert sind hierbei die Stärkung der Rechte der Patient(inn)en/Bewohner/innen auf Mitbestimmung und Entscheidung, Einbezug der Angehörigen in Pflege und Therapie sowie die Anerkennung von Patient(inn)enverfügungen.

Aber was geschieht, mit den Menschen, die ihre Rechte nicht mehr selbständig wahrnehmen oder einfordern können? Die keine Angehörigen haben? Wenn die Verfügung falsch ausgelegt oder übergangen wird?

Fälle von Gewalt in der Pflege sind in den letzten Jahren des Öfteren durch Presse und Fernsehen gegangen, jedoch beziehen sie sich hauptsächlich auf medienwirksame Fälle, wie z. B. die Tötung von Bewohner(inne)n eines Pflegeheimes durch eine Pflegekraft. Die Tötung als Form äußerster Gewalt in der Pflege kommt jedoch weder häufig, noch alltäglich vor. Viel mehr gibt es eine hohe Anzahl von Gewalthandlungen oder -situationen, die subtil, indirekt, versteckt und somit unauffällig durch ihre Selbstverständlichkeit im pflegerischen Alltag sind. Seit zwei Jahrzehnten beschäftigen sich einige Wissenschaftler/innen und Initiativen bereits mit diesem heiklen Thema, dennoch ist die Literaturlage als dürftig anzusehen; auch ein breites öffentliches Interesse konnte trotz der Bemühungen bisher nicht initiiert werden.

Deshalb möchte ich mit dieser Hausarbeit einen kleinen Beitrag zum Voranschreiten der Aufklärungsarbeit in diesem Bereich leisten und durch die auszugsweise Nutzung der bisherigen Veröffentlichungen und Studien die Arbeit der Agierenden würdigen.

Die Mehrheit der in der Literatur beschriebenen Fälle bezieht sich auf Gewalthandlungen in der Pflege, die relativ gut erkennbar (schlagen, kneifen, zerren=Hämatome) sowie regelmäßig erlebbar (ausschimpfen, ignorieren, anschreien) sind und somit den Befragten als erste Antwort in den Sinn kommt. Aus diesem Grund möchte ich mich in dieser Hausarbeit zwei speziellen Formen der Gewalt widmen, die auf den ersten Gedanken eigentlich gar keine Themen für den pflegerischen Bereich sind: Die kulturelle Gewalt und die sexuelle Gewalt. Um den Rahmen einer Hausarbeit nicht zu sprengen, werde ich mich nur auf die Gewalt, die den zu Pflegenden gegenüber gebracht wird, beziehen und nicht auf die, welche das Pflegepersonal in ihrer Arbeit erlebt.

2. Begriffsklärung

2.1 Kulturelle Gewalt

Der norwegische Friedensforscher J. Galtung versteht im Allgemeinen unter Gewalt die „vermeidbare Beeinträchtigung grundlegender menschlicher Bedürfnisse (...), die den realen Grad der Bedürfnisbefriedigung unter das herabsetzt, was potentiell möglich ist." [Galtung 1993 S. 106]

Kulturelle Gewalt ist eine Dimension dessen und geht mit der direkten und strukturellen Gewalt einher: Eine Situation oder ein Erlebnis von physischer oder psychischer Gewalt wird unabhängig ihrer Folgen und Verletzungen als direkte Gewalt bezeichnet, während strukturelle Gewalt einen prozesshaften Charakter hat, der durch Gesetze, soziale Systeme oder betriebliche Strukturen dauerhaft erzielt wird. Unter kultureller Gewalt werden Aspekte einer Kultur verstanden, die benutzt werden können, direkte oder strukturelle Gewalt zu rechtfertigen. Sie lässt diese rechtmäßig erscheinen, indem sie die Realität undurchsichtig macht, so dass gewalttätige Handlungen und Situationen nicht mehr wahrgenommen bzw. erkannt werden. Kulturelle Gewalt verändert die moralischen Werte und Wahrnehmungen einer Gesellschaft oder Organisation, woraus eine breite Akzeptanz von direkter und struktureller Gewalt durch die teilhabenden Menschen entsteht. Somit stellt die kulturelle Gewalt einen Wegbereiter für strukturelle oder direkte Gewalthandlungen dar; zudem ist sie eine dauerhafte und unveränderliche Größe, da sich Kultur nur sehr langsam verändert sowie über lang andauernde Zeiträume bestehen bleiben kann.

Bereiche der Kultur sind die der Ideologie, Religion, Sprache, Wissenschaft sowie der Kunst und damit auch potenzielle Rahmen, durch die Gewalt ausgeübt oder empfunden werden kann. Kulturelle Gewalt kann in einem Staat, Unternehmen, einer Interessengruppe oder Institution herrschen und zur umfangreichen Legitimation von struktureller und/oder direkter Gewalt beitragen. Merkmale sind das unausgesprochene Einverständnis und die Aufrechterhaltung der jeweiligen Kultur durch die ihr angehörenden Menschen, wodurch alle daraus resultierenden Handlungen als statthaft angesehen werden. [Galtung 1993]

2.2 Sexuelle Gewalt

Der Begriff Sexualität bildete sich im 19. Jahrhundert als ein neulateinisches Wort aus sex = Geschlecht, Erotik, Geschlechtstrieb heraus. Es bedeutet die Geschlechtlichkeit, das Geschlechtsverhalten sowie den Geschlechtstrieb als zum Wesen des Menschen gehörende elementare Lebensäußerung [Duden 2001].

Die menschliche Sexualität weist drei unterschiedliche Ebenen auf: Die reproduktive, die beziehungsorientierte sowie die Lustdimension. Diese haben verschiedene Funktionen inne und stehen grundsätzlich in Abhängigkeit zueinander. Die Sexualität ist ein Erlebnisbereich, in dem ein Mensch mit einem anderen Menschen am intensivsten in Beziehung tritt und wird auf dieser Basis der Partner/innenbezogenheit als ein soziales Geschehen angesehen. Sexuelles Fehlverhalten bringt grundsätzlich eine gestörte soziale Dimension mit sich und wird von Beier mit dem Begriff der Dissexualität benannt. Es beinhaltet „(...) ein sich im Sexuellen ausdrückendes Sozialversagen (...)" [Beier 2002 S. 127], das unabhängig von möglichen frühkindlichen, traumatischen, sozialisierten, organisch bedingten oder pathologischen Ursachen ist. Dissexualität inkludiert alle Handlungen des sexuellen Übergriffes, bei dem die Integrität und Individualität eines anderen Menschen direkt verletzt wird, oder darüber hinaus, keine Zustimmung vom Opfer erwartet werden kann. Die Strafbarkeit dieser Handlungen ist dem Begriff untergeordnet, da Handlungen dissexuell, aber nicht strafbar im juristischen Sinne sein können. [Beier 2002]

3. Rechtliche Grundlagen

Zur Wahrung der menschlichen Würde und zum Schutz der Rechte auf ein selbstbestimmtes Leben eines/r jeden Bürgers/in bestehen in der BRD verschiedene gesetzliche Regelungen. Oberste Priorität hat dabei das Grundgesetz, das durch die Festlegung der Grundrechte für alle Staatsbürger/innen keine Abweichungen, Aushöhlungen oder Änderungen zulässt.

Im Artikel 1 Absatz 1 heißt es:

„Die Würde des Menschen ist unantastbar."

und weiter in Absatz 2:

„Das deutsche Volk bekennt sich darum zu unverletzlichen und unveräußerlichen Menschenrechten als Grundlage jeder menschlichen Gemeinschaft (...)" [BpB 2001 S. 13].

Dies gilt eindeutig für alle Menschen, unabhängig ihrer geistigen oder körperlichen Gesundheit; Absatz 2 regelt zusätzlich das zwischenmenschliche Verhalten.

Artikel 2 Absatz 1 besagt:

„Jeder hat das Recht auf die freie Entfaltung seiner Persönlichkeit (...)"

und im Absatz 2:

„Jeder hat das Recht auf (...) körperliche Unversehrtheit. (...)".

Artikel 3 Absatz 3 lautet:

„Niemand darf wegen seines (...) Glaubens, seiner religiösen oder politischen Anschauungen benachteiligt oder bevorzugt werden. Niemand darf wegen seiner Behinderung benachteiligt werden." [BpB 2001 S. 13]

Diese Artikelauszüge verdeutlichen, auf welche Dimensionen sich kulturelle Gewalt beziehen kann und bilden die Rechtsgrundlage, um diese erfassbar zu machen.

Des Weiteren bilden Gesetze aus dem Strafgesetzbuch eine Basis zur Erkennung/Verfolgung von Rechtswidrigkeiten gegenüber pflegebedürftigen Menschen.

Zum Tatbestand der kulturellen Gewalt sind § 225 Absatz 1 und 3 anzuführen:

Abs. 1: „Wer eine (...) wegen Gebrechlichkeit oder Krankheit wehrlose Person, die 1. seiner Fürsorge oder Obhut untersteht, 2. seinem Hausstand angehört, (...) quält (..) oder wer durch böswillige Vernachlässigung seiner Pflicht, für sie zu sorgen, sie an der Gesundheit schädigt, wird (...) bestraft."

Abs. 3: „Auf Freiheitsstrafe (...), wenn der Täter die schutzbefohlene Person durch die Tat in die Gefahr (...) einer erheblichen Schädigung der körperlichen oder seelischen Entwicklung bringt." [Tröndle, Fischer, 2004, S. 1448f]

Bezüglich sexueller Nötigung oder Vergewaltigung gibt es kein Gesetz, das speziell auf die wegen Krankheit und/oder Gebrechlichkeit wehrlosen (über 18jährigen) Personen ausgelegt ist; einzig gäbe es die Möglichkeit diese Personengruppe unter dem Rechtsbegriff der „schutzlosen Lage" zu subsumieren. Hierzu § 177 Absatz 1:

„Wer eine andere Person (...) unter Ausnutzung einer Lage, in der das Opfer der Einwirkung des Täters schutzlos ausgeliefert ist, nötigt, sexuelle Handlungen des Täters oder eines Dritten an sich zu dulden oder an dem Täter oder einem Dritten vorzunehmen, wird (...) bestraft." [Tröndle, Fischer 2004 S. 1117]

Positiv zu bewerten ist hierbei, dass unter diesem Aspekt der Schutzlosigkeit neuerdings auch sogenannte überraschende Handlungen angerechnet werden. Darunter sind Spontanvorgänge, wie z. B. das Anfassen von Brüsten, der „Klaps" auf das Gesäß oder der Griff in den Schritt zu verstehen, die jedoch juristisch schwer abgrenzbar gegenüber des Handelns gegen den Willen oder Handelns ohne Zustimmung sind. [Tröndle, Fischer 2004]

Meurer kritisiert in seiner sehr ausführlichen Abhandlung zum diesem Thema, dass ältere Menschen bzw. wegen Krankheit und/oder Gebrechlichkeit wehrlose Personen bis heute aus den Schutzbereichen des §223 StGB (Körperverletzung) sowie §174 StGB (Sexueller Missbrauch von Schutzbefohlenen) ausgeschlossen werden. Seiner Ansicht nach bedürfen Menschen dieses Opferkreises eines höheren strafrechtlichen Schutzes vor Gewalthandlungen. [Meurer 1997]

4. Beispiele aus der Pflege

4.1 Kulturelle Gewalt in pflegerischen Einrichtungen

„Einige Bewohner begrüßte er [der Krankenpfleger, Anm. A.B.] mit ‚Rot Front. oder ‚Heil Hitler." [Dießenbacher, Schüller 1993 S. 48]

Anhand dieses Beispiels lässt sich die kulturelle Gewalt auf der Ebene der Ideologie verdeutlichen. Die reine Begrüßung der Bewohner/innen bei Dienstbeginn oder am Morgen stellt in keiner Weise eine gewaltimplizierende Handlung dar. Sie wird oft als selbstverständlich angesehen und kann Zuwendung sowie Kommunikationsbereitschaft vermitteln. Wenn die Begrüßungsformel jedoch eine ideologisch geprägte, wie in diesem Fall eine der Zeit des Nationalsozialismus zuzuordnende ist, kann dies als kulturelle Gewalt bezeichnet werden. Da davon auszugehen ist, dass die derzeitigen Bewohner/innen eines Alten-/Pflegeheimes zu einem Großteil noch den Faschismus miterlebt haben, können die Reaktionen hierauf unterschiedlich sein. Vorstellbar sind zum einen ablehnende, verwirrende, verunsichernde Gedanken bis hin zu sich stark übergangen fühlenden, politisch angegriffenen und den eigenen Überzeugungen/Lebenserfahrungen nicht gerecht werdenden Gefühlen. Diese wiederum können Auslöser für Angst, Alpträume, Schrecken oder Introversion sein. Zum anderen besteht auch die Möglichkeit, dass ideologische Äußerungen bei einigen Bewohner/innen Anklang finden. Problematisch wäre in diesem Falle, dass sich hieraus eine Kultur in der Einrichtung ergeben kann, die eine Ideologie verinnerlicht, aus der sich strukturelle oder auch direkte Gewalt ergeben kann z. B. in Form von Ausgrenzung/tätlicher Auseinandersetzung von/mit ausländischen Mitbewohner(inne)n des Heimes. Zusätzlich käme es natürlich auch auf die Persönlichkeiten und Anzahl der Ideologie zustimmend Gesinnten an, die diese mittragen und auf andere übertragen würden.

Die Voraussetzungen, die diesen Fall der kulturellen Gewalt zuordnen, werden einerseits wegen des wiederholten Aufsagens der Begrüßungsformeln durch den Pfleger, andererseits mittels der stillschweigenden Hinnahme und gegebenenfalls als scherzhaft anerkannten Floskel durch die weiteren Pflegepersonen erfüllt.

Eine weitere Dimension der Kultur stellt die Religion dar. In der BRD ist es üblich, vom 24. bis 26. Dezember ausgiebig das Weihnachtsfest zu zelebrieren. Zum einen weil es christlich tradiert wurde und somit gesellschaftlich mit tiefsitzenden Wertvorstellungen von familiärer Harmonie für diese Tage verankert ist, zum anderen besteht seitens der Industrie großes wirtschaftliches Interesse an der Beibehaltung des Festes. Eingeleitet wird das Weihnachtsfest durch vier Adventssonntage, zu denen bereits eine ausgiebige Schmückung der Privathaushalte, (Einkaufs-)Straßen und öffentlichen Einrichtungen vorgenommen wird. Dies umschließt auch die Pflegeeinrichtungen und Krankenhäuser. Daneben ist es üblich, dass sämtliche Aktivitäten im Rahmen des Weihnachtsfestes gestaltet werden, wie z. B. der Besuch des Weihnachtsmarktes anstelle des Zoos, das Backen von Weihnachtsgebäck statt Sahnetorte. Dabei wird in der Regel keine Rücksicht auf Menschen genommen, die mit dem „Weihnachtsrummel" nicht einhergehen; sei es aus einer generell ablehnenden Haltung, Zugehörigkeit zu einer anderen Religion und damit verknüpften differenten Begehung des Festes oder antikapitalistischen Gründen. Leben diese Menschen in einer Einrichtung und sind eventuell dazu hochgradig pflegebedürftig, haben sie kaum eine Möglichkeit diesem Fest zu entgehen. Eine Dauerbeschallung mit weihnachtlichen Klängen, das wochenlange Basteln von weihnachtlichem Schmuck in der Beschäftigungstherapie sowie eine regelmäßige olfaktorische Reizung mit Räucherkerzen kann als direkte Gewalt von den Bewohner(inne)n empfunden werden. Gleichzeitig handelt es sich auch um eine strukturelle Gewalt, der die Bewohner/innen während eines Zeitraumes von 4-6 Wochen jährlich wiederkehrend ausgesetzt sind. Menschen, die auf Unterstützung und Hilfe angewiesen sind, können weder ihr Zimmer „abdekorieren", noch sich selbst Beschäftigungen suchen, die keine weihnachtlichen Aspekte beinhalten. Äußerungen darüber, dass sie die weihnachtlichen Vorbereitungen und/oder die Begehung des Festes nicht wünschen, können sowohl auf Ablehnung und Unverständnis stoßen als auch unerwünschte Auseinandersetzungen oder Erklärungsnöte nach sich ziehen. Besonders ausgrenzend kann hierbei eine (vorübergehende) soziale Isolation als Folge der ablehnenden Haltung sein, was gleichzeitig eine direkte psychische Gewalt darstellt, die durch den Kulturaspekt legitimiert ist.

„Von einer Pflegerin werden größtenteils die Bewohner geduzt und mit ‚Liebchen`; ‚Schätzchen` und ‚Mäuschen` angesprochen." [Hirsch, Fussek 2001 S. 215]

„Genereller pflegerischer Wortschatz der Station: ‚Abtopfen` = WC-Gänge; ‚Windeln` = Einlagen; ‚Füttern` = Essen eingeben." [Hirsch, Fussek 2001 S. 208]

In Alten-/Pflegeheimen, aber auch auf geriatrischen, gerontopsychiatrischen oder internistischen Stationen im Krankenhaus trifft man häufig auf das Phänomen, dass alte pflegebedürftige Menschen vom Pflegepersonal geduzt und mit Kosenamen angeredet werden. Grundlage zur jahrelangen Beibehaltung und Annahme durch weitere Pfleger/innen dieser Sprachkultur kann das Klima der Station oder der gesamten Einrichtung sein. Bewohner(inne)n oder Patient(inn)en regelmäßig mit einer nachgeahmten Babystimme, Verniedlichungen, Verkleinerungen und Entindividualisierungen zu begegnen, erfordert eine Atmosphäre, die diese Aspekte stetig legitimiert und somit ihren Fortbestand sichert. Deshalb sollte auch in dieser Hinsicht von kultureller Gewalt gesprochen werden, die einerseits strukturelle Gewalt initiiert, bspw. Abtopfzeiten und Abführtage, sowie andererseits direkte Gewalt verursacht, wie z. B. eine/n Bewohner/in stundenlang bis zum „Erfolg" auf dem Toilettenstuhl sitzen lassen, da heute „Abführtag" ist.

Das Pflegepersonal kann sich durch bestimmte Kommunikationsmuster eine autoritär-hierarchische Struktur in der Personal-Klient(inn)en-Rolle aufbauen. Im folgenden Beispiel berichtet eine Mitpatientin von einem Krankenhausaufenthalt, bei dem ihrer Ansicht nach ein Krankenpfleger ältere Menschen immer wieder „verarschen" würde:

„Total ironisch, und der hat sich (...) den Tag auf deren Kosten verschönert (...). Ich habe nur gesehen, daß (...) diese anderen Kranken unterwürfig wurden so ein bißchen, wenn der dann da war. (...) dann wurde ‚Bitte Bitte' gemacht (...)." [Elsbernd, Glane 1996 S. 115]

Insgesamt erleben sich die Patient(inn)en und Bewohner/innen der Einrichtungen, in denen solch eine Sprachkultur herrscht, in ihrer Persönlichkeit und individuellen Lebenslage nicht verstanden, ernst- oder angenommen. Des Weiteren werden Gefühle der Erniedrigung oder Diskriminierung, Blödheit und Dummheit beschrieben. Einen Wandel der Kommunikationsgewohnheiten des Personals ist insofern nicht kurzfristig herbei zu führen, da hierbei Denk- und Verhaltensstrukturen aufgebrochen werden müssen, die nur mit der Änderung der gesamten Sprachkultur einhergehen können. [Elsbernd, Glane 1996]

4.2 Sexuelle Gewalt in pflegerischen Einrichtungen

Sexuelle Gewalt ist nach wie vor weitestgehend ein Tabuthema in der Pflege und somit auch in der Gesellschaft, weshalb es für Opfer von sexueller Gewalt oder deren Angehörige kaum Möglichkeiten gibt unabhängige öffentliche Hilfe und Beratung zu erhalten. Ist es den Anlaufstellen im Laufe der letzten Jahre gelungen, Missstände und Gewalt in der Pflege zu thematisieren, bleiben sexuelle Gewalthandlungen jedoch oft ungenannt, da das gesellschaftlich verankerte tiefe Schamgefühl insbesondere ältere Menschen hindert, über ihre sexuellen Gewalterfahrungen zu sprechen. Ängste und Befürchtungen der Opfer, man werde ihnen keinen Glauben schenken, spielen überdies eine wesentliche Rolle.

Dennoch gibt es ein breites Spektrum dieser Gewaltform, das sich z. B. in einer derben, vulgären und sexistischen Sprache, in pflegerischen Handlungen, die auf die Verletzung des Schamgefühls abzielen bis hin zu direkten körperlichen Gewalthandlungen, äußert. Die vorliegenden öffentlichen Berichte über sexuelle Gewalt in pflegerischen Einrichtungen sind mutigen Opfern, Angehörigen oder Pflegekräften zu verdanken, die ihre Erfahrungen oder Kenntnisse nicht verheimlichen wollten und mit ihrer Offenheit zum einen zur Verurteilung von Täter(inne)n beigetragen und zum anderen einen Anschub zur Öffentlichkeitsarbeit geleistet haben.

In einem Interview berichten Angehörige einer Heimbewohnerin, dass nachts ein fremder Mann in dem freien Bett des Zimmers schlief. Die Angehörigen fragten diesbezüglich beim Pflegepersonal nach:

"Man war nicht überrascht, das könne schon vorkommen, daß ein für solche Situationen bekannter dementer Mann in freien Betten schlafen würde. Was unsere Mutter empfunden hat, die Nächte mit einem ihr fremden Mann zubringen zu müssen, liegt uns schwer auf der Seele.. Auf die Frage, warum sie nicht geklingelt habe: ‚Eingeschüchtert wie sie war, (...) traute sie sich das nicht." [Hirsch, Fussek 2001 S. 109]

Dieser wiederholte Vorfall ereignete sich 1998 in einem Alten-/Pflegeheim, in dem die Heimbewohnerin ein Zweibettzimmer bewohnte. Sie hatte keine Möglichkeit, sich vor diesen nächtlichen Besuchen zu schützen, etwa durch das Abschließen der Zimmertür oder mittels eines Gespräches mit der zuständigen Pflegekraft, da dort offenbar keine vertrauliche Atmosphäre herrschte. Dieses Beispiel ist m. E. bereits der sexuellen Gewalt zuzuordnen, da die Frau durch die ungewollte Anwesenheit eines fremden Mannes in ihrer Privatsphäre und der nicht vorhandenen Möglichkeit ihrerseits, die Situation zu verändern, erheblich in ihrer geschlechtlichen Integrität verletzt wurde.

Zwei weiteren Darlegungen nach, werden körperlich sowie das Schamgefühl verletzende pflegerische Maßnahmen bei der Ganzköperwaschung vollzogen. Eine 39jährige Patientin beschreibt 1995 das Gewaschen werden von einer Krankenschwester einen Tag nach ihrer Operation:

„Dann sah sie mich an und rief: ‚Jetzt waschen wir die Unterwelt‘.. Sie riß mir brutal die Beine auseinander und drehte und wendete mich wie ein totes Stück Fleisch. Daß ich mehrmals vor Schmerzen laut schrie, schien sie nicht zu stören." [Elsbernd, Glane 1996 S. 144]

Eine Angehörige schildert 1997 eine Gegebenheit, die sie bei einem Besuch ihrer Mutter in einer pflegerischen Einrichtung erlebte:

„Im Beisein von Zivildienstleistenden wurde unsere Mutter im Bett gewaschen. Im Intimbereich war die Schwester mit dem Waschen sehr grob. Es bereitete unserer Mutter Schmerzen." [Hirsch, Fussek 2001 S. 75]

Bezüglich der Verletzung der Intimsphäre ist zumeist nicht eindeutig, ob die jeweilige Pflegekraft dies beabsichtigte, z. B. den Zivildienstleistenden gezielt bei der Waschung anwesend sein ließ, oder ob es eine zufällige Komponente darstellt. Die Verletzung der Würde und des Schamgefühls kann dennoch unabhängig davon unterschiedlich stark von den Patientinnen wahrgenommen werden. Die zusätzlichen direkten körperlichen Schmerzen, die den Frauen im Intimbereich zugefügt wurden, sind ebenso der sexuellen Gewalt unterzuordnen.

Sexuelle Gewalt kann sich auch in einer Atmosphäre ausdrücken, die durch Unaufmerksamkeit gegenüber anderen, insbesondere auf Hilfe angewiesene, Menschen und eine derbe Sprachkultur geprägt ist. Eine 47jährige Patientin gibt die Vorbereitungsphase einer Operation im Jahre 1995 in einem anästhesiologischen Vorraum folgendermaßen wieder:

„(...) Stöße an die geöffneten Beine, Ellenbogen, ganz rohe Sprache (...). Ich kam mir vor wie ein Stück Schlachtvieh, fand auch schlimm, daß dort ausschließlich Männer waren." [Elsbernd, Glane 1996 S. 139]

Neben diesen subtilen Fällen sexueller Gewalt sind jedoch auch Ereignisse bekannt geworden, die ganz konkret sexueller Nötigung oder Belästigung zuzuordnen sind. In den folgenden beiden Darstellungen handelt es sich um einen Krankenpfleger in einem Alten-/Pflegeheim, der nach langjähriger Praxis von couragierten Angehörigen vor Gericht gebracht und verurteilt werden konnte: Ein Angehöriger erzählt:

> „(...) zwischen 22 und 23 Uhr (...) kam aus einem Zimmer eine ältere Heimbewohnerin (...). Herr B. sprang mit den Worten ‚Komm küß mich, komm küß mich` auf die Frau zu (...). B. stellte sich vor die Frau, beide Hände an der Wand, so daß die Frau nicht entweichen konnte. Als ich Herrn B. fragte: ‚Was machen Sie denn da?. ließ er von der Frau ab."

> Und: „Er [der Krankenpfleger, Anm. A. B.] neigte zu sexuellen Belästigungen. Einer (...) Frau hob er den Rock hoch: ‚Komm, laß dich ficken..." [Dießenbacher, Schüller 1993 S. 48]

In weiteren Fällen ging die Gewalt von einer Krankenschwester aus, die zu der Zeit auch die Heimleiterin eines kleinen Alten-/Pflegeheimes war und die Bewohner/innen beständig quälte. Bis es zu einer Anzeige und damit Aufnahme des Gerichtsverfahrens gegen sie kam, drangsalierte sie einige Heimbewohner/innen über viele Jahre hinweg:

> „Der Verdacht auf sexuelle Betätigung (Masturbation) machte sie [die Täterin, Anm. A. B.] wütend. Bei zwei Frauen fand sie Ausfluss im Bett; sie schlug bis zum Geständnis auf sie ein." [Dießenbacher, Schüller 1993 S. 70]

> „Ich und später die Frau R. [Heimbewohnerinnen, Anm. A. B.] haben die Männer und Frauen auf Anordnung der Schwester zweimal in der Woche baden müssen. Die Männer haben wir von Kopf bis Fuß waschen müssen, das hat mich geekelt. Wenn ich nicht richtig gewaschen hab, hab ich Schläge von der Schwester bekommen." [Dießenbacher, Schüller 1993 S. 74]

> „Aber sie benutzte Männer dafür, nackte Frauen zu schlagen; sie hielt sie an, obszön zu reden. (...) Eine Bewohnerin wurde von ihr gefragt, mit wem sie geschlafen habe. Bemerkenswert war ihr ‚Sexualkundeunterricht.: ‚Es waren die Herren, H. [die Täterin, Anm. A. B.] und Frau R. dabei. Die Schwester sagte zu Frau R., sie soll mal das Kleid hochziehen (...) und war dann unten nackt. Sie musste sich nach vorne bücken. Ich habe es mir angesehen, nachdem Schwester H. dies verlangte." [Dießenbacher, Schüller 1993 S. 74]

Die Vergewaltigung stellt das schwerste Delikt sexueller Gewalt dar. Berichte aus der polizeilichen Kriminalstatistik bezeugen, dass es Fälle gibt, bei denen sexuelle Gewalt in ihrer schwersten Form an pflegebedürftigen und hochbetagten Frauen in pflegerischen Einrichtungen begangen wird:

> *„Im Februar 2004 verurteilt das Landgericht (...) einen 21-jährigen Mann (...). Der Mann war zweimal in eine stationäre Altenpflegeeinrichtung (...) eingedrungen und hatte dort eine 86jährige und eine 94-jährige Bewohnerin vergewaltigt. Die 94-jährige starb noch während der Tat an zahlreichen Knochenbrüchen." [Görgen et al. 2005 S. 2]*

> *„Im Mai 2004 wird eine männliche Pflegekraft (...) wegen Vergewaltigung (...) verurteilt. Der 59jährige Mann hatte – jeweils im Aufwachraum nach einer Operation – eine 33-jährige und eine 68-jährige Patientin vergewaltigt." [Görgen et al. 2005 S. 2]*

5. Erklärungsversuch

5.1 Ursachen kultureller Gewalt

Gründe für kulturelle Gewalt in pflegerischen Einrichtungen sind in der Führungs- und Organisationsstruktur eines Krankenhauses, Alten-/Pflegeheimes und deren einzelnen Stationen oder Wohnbereichen zu finden. Spätestens mit der Vorbereitung zur Zertifizierung der o. g. Institutionen werden in diesen Häusern Pflegeleitbilder, Pflegephilosophien sowie Pflegestandards verfasst, die einen Handlungsrahmen für den normativen Umgang mit den Patient(inn)en oder Bewohner(inne)n und vereinheitlichte Arbeitsabläufe vorgeben.

An diesen soll sich alles pflegerische, medizinische, soziale und kulturelle Verhalten und Verrichten des Personals orientieren; Kund(inn)en haben formal die Möglichkeit, sich jederzeit bezüglich ihrer Behandlung darauf zu berufen. Zugleich ergibt sich jedoch aus diesen, meist von der Managementebene initiierten, Handlungsrichtlinien ein enger Rahmen, in dem die Obliegenheiten zu realisieren sind; abweichende Meinungen werden nicht toleriert [Elsbernd, Glane 1996].

Wenn ein Pflegeteam bezüglich eines oder mehrerer Punkte jedoch anderer Meinung ist, kann sich hieraus eine Kultur entwickeln, die sich in ihrer Ausübung sowohl positiv als auch negativ für die zu Pflegenden auswirken kann. Hierzu können zeitgemäß veränderte Pflegemaßnahmen zählen, die von einem Pflegeteam jedoch nicht umgesetzt, sondern vollzogen werden

„wie wir das schon immer gemacht haben." Finanzielle Verschlechterungen zum einen hinsichtlich der Gehälter des Personals und zum anderen bezüglich der sinkenden Ausstattung mit pflegerischen Verbrauchsmaterialien vermögen ebenfalls auslösend für eine Stimmung sein, in der „nur noch das Nötigste" getan wird. Gründe für das Aufkommen solcher Klimata können in der generellen Ablehnung gegenüber Neuerungen durch das Pflegepersonal liegen sowie fehlende Einsicht in oder Unverständnis über die Wirkung und Notwendigkeit der veränderten Vorgehensweise sein. Dies ist wiederum das Resultat aus fehlenden oder unzulänglichen Fortbildungen, mangelnder Motivation und einer umfassenderen Arbeitsunzufriedenheit.

Eine weitere destruktive Basis für die Umsetzung einer ganzheitlichen Pflege bilden die Pflegekräfte, die an Burn-out erkrankt sind oder unmittelbar davor stehen sind. Ihnen ist es psychisch und physisch nicht mehr möglich, das tägliche Aufgabenpensum zu bewältigen. Gruppendynamische Strukturen, die eventuelle Pflegefehler, Vernachlässigungen oder aggressive Ausschreitungen legitimieren, stellen für sie eine Erleichterung der Arbeit dar und geben ihnen Schutz vor dem Selbstgeständnis, ausgebrannt zu sein. Sei es aus diesen Gründen oder unzureichenden gesetzlichen Grundlagen: Gleiches gilt auch für ihre (noch) nicht an Burn-out erkrankten Kolleg(inn)en, die, eines hohen Krankheitsstandes, einer hohen Fluktuationsrate oder generell zu wenig zur Verfügung stehenden Personales wegen, einer hohen psychischen und physischen Arbeitsbelastung im Pflegealltag ausgesetzt sind. Haben diese Pflegekräfte keine (Stress-)Bewältigungsstrategien erlernt, kann die Flucht in destruktive Strukturen, die von ihrem Arbeitsteam aufrechterhalten werden, eine einfache Kompensationsmöglichkeit darstellen.

5.2 Ursachen sexueller Gewalt

Die Ursachenforschung zu sexueller Gewalt gegen Menschen in pflegerischen Einrichtungen steckt bislang noch in den Kinderschuhen, wenn sie überhaupt schon begonnen hat. Es handelt sich hierbei aufgrund gesellschaftlicher Tabuisierung um ein ausgesprochen problematisches Feld, das für wissenschaftliche Erforschungen sehr schwer zugänglich ist.

Die Tatsache, dass auch ältere und pflegebedürftige Menschen Opfer sexueller Gewalt werden können, ist, entgegen der gesellschaftlichen Vorstellung, dass Sexualstraftatopfer attraktiv sein müssen, kaum im öffentlichen Bewusstsein vorhanden. Sie ist weder Diskussionsinhalt der Kranken- oder Altenpflegeausbildung noch in den Verzeichnissen der zahlreichen Fortbildungsstätten oder Fachtagungen zu finden. Bei der Literaturrecherche stieß ich auf drei Verhaltensgründe, die einzeln, wahrscheinlich aber eher in Kombination, möglich erscheinen.

Die erste Begründung ist die des geringsten Widerstandes. Menschen, die längere Zeit im Krankenhaus sind oder ein Alten-/Pflegeheim bewohnen sind psychisch und/oder physisch krank oder behindert, dement, gebrechlich sowie teilweise mit Medikamenten ruhiggestellt. Dadurch stellen sie eine Opfergruppe dar, bei der der/die Täter/in den geringsten Widerstand während der Tat, vor allem aber das geringste Risiko der Tatentdeckung zu befürchten hat [Görgen et al. 2005].

Konkret könnte dies so aussehen, dass die Vergewaltigung einer bettlägerigen und an Alzheimer erkrankten Frau in der praktischen Durchführung relativ einfach wäre und eine Aufdeckung nicht zu befürchten ist durch die mit der Erkrankung einhergehenden Symptome der Vergesslichkeit und Artikulationsstörungen oder als „Nicht-ernst-zu-nehmendes-Gerede" eingestufte Äußerungen. Hinzu kommt, dass eine besonders ausgeprägte Scham älterer Frauen, aber auch jüngerer Frauen, je nach Lebenserfahrungen und Art des Umganges mit dem eigenen Körper, das Sprechen über Sexualität einschließlich Viktimisierungen be-/verhindert. Dies wird negativ unterstützt durch die (teilweise berechtigte) Befürchtung, man würde ihnen auf Grund ihres Alters diesbezüglich sowieso keinen Glauben schenken [Görgen et al. 2005].

Eine zweite Erklärung ist in der Paraphilie, hier speziell der Gerontophilie zu finden. Von einer Paraphilie spricht man, wenn jemand wenigstens sechs Monate lang immer wiederkehrende sexuell erregende Phantasien, dranghafte Bedürfnisse oder Verhaltensweisen hat, die u. a. auf Leiden, Demütigung, Schmerz und Erniedrigung des Sexualpartners und auf nicht einwilligende oder einwilligungsunfähige Menschen abzielen. Nicht alle Paraphilien sind als dissexuell oder -sozial einzustufen; im Fall der Gerontophilie, zum Vergleich auch der Pädophilie, liegt jedoch meistens eine Störung im Sozialverhalten vor, da die Täter/innen die Kinder oder Senior(inn)en als Ersatzperson für eine/n altersadäquate/n Partner/in ansehen. [Beier 2002]

Die dritte Möglichkeit ist die, der allgemeinen Abneigung gegen die pflegebedürftigen und/oder kranken Personen. Den Täter(inne)n, eigentlich in der Fürsorgepflicht als Pflegepersonal oder anderen helfenden Funktionen, gelingt es nach langer Zeit der aufopfernden Pflege nicht mehr, den Pflegebedürftigen eine professionelle und ganzheitliche Pflege zukommen zu lassen. Die Berufung, der gesunde Altruismus, die Freude am Umgang mit den Menschen verblassen im Laufe der Jahre oder klingen nach einem destruktiven Ereignis (Lohnkürzungen, Personalkürzungen, selbst Gewaltopfer geworden etc.) rapide ab. Die ursprüngliche Zuneigung verwandelt sich in Abneigung und im schlimmsten Fall zu Hass. Die körperliche Anwesenheit der zu Pflegenden wird nur noch ertragen, die Pflegehandlungen werden auf das Nötigste, die Dauer der Verrichtungen auf das Minimalste reduziert. Ist diese Abneigung in Hass umgeschlagen, kann die Anwesenheit der „Hassobjekte" nicht mehr ertragen werden. Die fortbestehende Zwangspräsenz der Patient(inn)en oder Bewohner/innen, das weitere In-Beziehung-treten-müssen auf Grund der pflegerischen Betreuungspflicht kann Auslöser für Gewalthandlungen durch die Pflegenden sein. Dies können Misshandlungen jeglicher Art sein, angefangen bei kleinen Sticheleien und subtilen Maßnahmen „die der Behandlung entsprechen" bis zur sexuellen Gewalt. Zum einen läge dafür ein besonderer Reiz in der körperlichen Verletzung und Benutzung des verhassten Körpers zu eigenen Gunsten. Zum anderen kann dies ein Modus der Konfliktverarbeitung mittels Sexualisierung des Abwehrmechanismus sein. [Dießenbacher, Schüller 1993]

6. Prävention und Bewältigung

Menschen, die sexuelle Straftaten in Folge einer vorliegenden Dissexualität oder Paraphilie ausüben, können durch klassische Behandlungen mit sexualpädagogischem, sozial-stützendem, psychotherapeutischem, sexualmedizinischem und/oder somatischem Schwerpunkt therapiert werden. In diesen Fällen basiert die sexuelle Gewalt nicht auf der pflegerischen Beziehung; lediglich kann die Aufnahme einer Tätigkeit im pflegerischen Bereich einen erleichternden Zugang zum potenziellen Opfer ermöglichen. Bis zur Aufdeckung der Straftaten kann es u. U. viele Jahre dauern, wie vergleichbare Fälle, z. B. Priester missbraucht ihm anvertraute Jungen der Gemeinde, zeigen. Die täterpsychologischen Beschreibungen beziehen sich größtenteils auf familiäre, soziale und sexualanamnestische Aspekte, die bei der Einstellung einer Pflegekraft keine Relevanz haben, weshalb sich die Prävention dieses Tatbestandes als äußerst schwierig herausstellt. [Beier 2002]

Kommen die Täter/innen von außen, entstammen also nicht dem angestellten Pflegepersonal, kann ihnen mit verstärkteren Sicherheitsmaßnahmen entgegen getreten werden, die ein Eindringen in die Einrichtung verhindern bzw. unverzüglich eine Meldung abgeben z. B. an den zuständigen Nachtdienst oder Wachschutz. Anders hingegen sieht es bei Pfleger(inne)n aus, die einen sich im Sexuellen ausdrückenden Abwehrmechanismus gegen ihre Patient(inn)en und Bewohner/innen entwickelt haben: Technische Sicherheitsmaßnahmen, wie z.B. Überwachungskameras, sind weder zulässig noch erstrebenswert; zur Vorbeugung würden sie in diesen Fällen keinesfalls ausreichen, da die Pflegepersonen ihr verletzendes Handeln in die pflegerische Versorgung einfließen lassen oder gegebenenfalls andere „unsichtbare" Möglichkeiten fänden.

Prävention kann hierbei nur durch die Schaffung/Beibehaltung zufriedener Mitarbeiter/innen gewährleistet werden. Dies bezieht sich auf die durchschnittlichen Erwartungen von Pflegekräften an die arbeitgebende Institution, die da wären: eine angemessene Bezahlung, Bereitstellung ausreichender Arbeits- und Pflegemittel, genügend Personal und geregelte Arbeitszeiten auch im Hinblick auf Urlaubszeiten, freie Tage und „sanfte" Wechsel der Schichten. Kann der Träger des Hauses nicht allen dieser Forderungen nachkommen, ist es unerlässlich, Klärungsgespräche mit offener, glaubwürdiger und verständlicher Darlegung der Gründe mit dem Personal zu führen. [Kienzle, Paul-Ettlinger 2001]

Zusätzlich sollte es regelmäßige Teambesprechungen geben, in denen die Zeit neben Organisatorischem auch zur Besprechung von Problemen und Konflikten genutzt wird. Hierdurch können Frustrationen abgebaut und evtl. erste Anzeichen für ein Burn-out oder unsachgemäße Behandlungen der zu Pflegenden erkannt werden.

Diese Punkte tragen auch wesentlich zur Vorbeugung und Bewältigung der kulturellen Gewalt in der Pflege bei. In einer aufgeschlossenen Arbeitsatmosphäre unter zufriedenstellenden Bedingungen ist die Wahrscheinlichkeit der Ausprägung eines destruktiven Klimas, das zu

Gewalthandlungen führen kann, geringer. Eine weitergehende Interventionsmöglichkeit ist die der Supervision. Mit Hilfe verschiedener Kommunikationstechniken können die Pfleger/innen in einem geschützten Rahmen unter Anleitung einer neutralen Person ihre Gefühle und Empfindungen zum Ausdruck bringen. Dies kann gleichzeitig das Verständnis für die Art und Weise ihres Agierens/Reagierens bei den Kolleg(inn)en fördern. Ein wichtiger Punkt ist außerdem das Erlernen der Selbstreflexion und Kritikfähigkeit, die im weiteren Berufsleben von herausragender Bedeutung für die Erkennung und Bewältigung destruktiver Kulturen sein können.

Möglichkeiten der Aufklärung und Information bieten ebenso Fort- und Weiterbildungen, die nicht immer nur dazu dienen müssen, neue Kenntnisse zu erwerben oder alte „aufzufrischen". Pädagogisch wertvoll gestaltete Referate können in den herkömmlichsten Pflegethemen Aussagen und Appelle enthalten, die für eine bestimmte Problematik sensibilisieren oder unbewusst zum Nachdenken anregen. Für die Rezipient(inn)en besteht, im Gegensatz zur Supervision, kein Zwang, sich an einer folgenden Gesprächsrunde zu beteiligen. Dennoch kann das aktive Verfolgen des Referates oder der Diskussion zur Selbstreflexion anregen und sich nachhaltig in der Arbeitspraxis auswirken.

Ein ebenso wichtiges Kriterium zur Gewaltvorbeugung, Erkennung und Bewältigung ist die Selbstpflege. Pflegekräfte, die sich nicht an erster Stelle um sich selbst kümmern, können keine Kraft finden, sich um andere Menschen zu kümmern. Sie sollten sich regelmäßig Zeit für sich selbst gönnen und dabei überlegen, ob sie nicht eventuell „zu viel" arbeiten. Oft pflegen sie nicht nur die Patient(inn)en oder Bewohner/innen auf der Arbeitsstelle, sondern auch die pflegebedürftigen Eltern zu Hause. Hier wäre eine Reduktion der Arbeitszeit nicht nur sinnvoll, sondern auch aus arbeitgeberfürsorglichen Gründen mehr als angemessen. Zur Selbstpflege gehört ebenfalls das Wohlfühlen im Arbeitsbereich, z.B. durch eine atmosphärische Gestaltung des Pausenaufenthaltsraumes oder des Wohnbereiches/der Station im Allgemeinen. Auch „Nein" sagen zu können und auf die Einhaltung der freien Tage zu achten ist ein bedeutsamer Punkt der Psychohygiene. Das Nachgehen von Hobbies, Besuchen eines Kurses, Treiben von Sport stellen ideale Ausgleichsmöglichkeiten als auch Gelegenheiten zum Abreagieren von negativen Emotionen dar. [Kienzle, Paul-Ettlinger 2001]

Letztendlich können und müssen Gewalthandlungen gestoppt werden, auch wenn dies Mut und Courage erfordert. Die Möglichkeit der anonymen Anzeige bei der Polizei ist stets gegeben, auch existieren inzwischen einige öffentliche Stellen oder Notruftelefone, die sich mit Gewalt in der Pflege auseinandersetzen, an die man sich wenden kann. Erst nach Beendigung der gewalttätigen Situation oder Handlung kann mit der Bewältigung des Geschehenen durch Spezialist(inn)en begonnen werden.

7. Zusammenfassung

Die in den Medien vorgeführten Fälle von Patient(inn)entötungen sind Gewalttätigkeiten von Einzelpersonen und können größtenteils nicht auf eine kulturelle Gewalt zurückgeführt werden, da es sich hierbei um eine individuelle Tat handelt, die meistens gut verdeckt wird. Bei Bekanntwerden der Tat gibt es keine rechtfertigenden Reaktionen seitens der Kolleg(inn)en. Wenn doch, muss überlegt werden, ob es in dieser Einrichtung nicht bereits seit längerer Zeit eine Positivierungskultur von verstorbenen Bewohner(inne)n oder Patient(inn)en gab, die den Rahmen für das Tötungshandeln schuf. [Hugger 1995]

Die sexuelle Gewalt in der Pflege ist ebenfalls nicht grundsätzlich der kulturellen Gewalt zuzuordnen, da dies bedeuten würde, dass es in einer Einrichtung oder einer Abteilung ein umfangreich sexistisches Klima geben müsste. Dies bestätigen meine Beispiele aus der Literatur insofern, dass es explizit nur einen Fall gab, in dem die Heimleiterin jegliche Art von Gewalt über viele Jahre hinweg an den Bewohner(inne)n realisieren konnte. Hierbei sind der streng autoritäre Führungsstil der Heimleiterin sowie die Größe des Heimes von nur 10 Bewohner(inne)n maßgeblich zu berücksichtigen.

Aus den wenigen Veröffentlichungen wird deutlich, dass es zum einen Potenziale gibt, die kulturelle Gewalthandlungen in Institutionen wie Alten-/Pflegeheime oder Krankenhäuser hervor rufen können, zum anderen, dass sexuelle Gewalt auf verschiedenen Ebenen im pflegerischen Alltag existent ist. Beide Formen können sowohl unterschiedliche Arten der Ausübung beanspruchen als auch verschiedene Reaktionen und Empfindungen herbeiführen. Meistens kann die vom Pflegepersonal ausgehende Gewalt gegenüber Bewohner(inne)n und Patient(inn)en als eine sehr „sichere" angesehen werden, da auf Grund des hierarchischen

Verhältnisses, des körperlichen und/oder seelischen Unvermögens der pflegebedürftigen Menschen und des Schamgefühls bzw. der Befürchtung nicht gehört zu werden, die Gewalthandlungen nicht zur Sprache kommen. Die Gründe für diese Gewaltformen sind vielfältig; sie ließen sich eventuell in Täter/innen, die eine psychische Erkrankung haben und pflegerisch tätige Personen, die nach langjähriger Berufspraxis seelisch erkranken, kategorisieren. Letztere betrifft jedoch weder alle Pfleger/innen noch sind sie für ihr berufliches Handeln vollends selbst verantwortlich. Zumeist arbeiten Pflegekräfte in einem Betrieb, der ihnen Arbeits- und Organisationsstrukturen vorgibt, denen sie sich fügen (müssen), weshalb sie sich u. U. nicht frei in ihrer Tätigkeit entfalten können.

Anlass zur Arbeitsunzufriedenheit gibt zu einem großen Teil die geringe personelle Besetzung: Bezüglich der Heimpersonalverordnung sowie der Personalberechnung in Krankenhäusern besteht seit drei Jahrzehnten keine zufriedenstellende Lösung. Demnach gibt es schon lange zu wenig Pflegepersonal in allen Tätigkeitsbereichen; die Jahre, in der die PPR-Methode zur Personalberechnung in den Krankenhäusern angewandt wurde, ausgenommen. Nach deren Abschaffung 1997 konnte sich bis heute kein anderes Pflegepersonalbemessungsinstrument durchsetzen, bzw. erwirkt werden. Zuletzt wurden Neuverhandlungen über die eventuelle Einführung des kanadischen Plaisier® ergebnislos beendet. Umso wichtiger erscheinen daher Präventionen, die trotz der unzureichenden gesetzlichen Grundlagen und realisierten Sparmaßnahmen durchgeführt werden können. Dies mögen herkömmliche Vorgehen, wie z. B. Fortbildungen und Teambesprechungen sein, aber auch ein Einbeziehen dieser Themen in die Pflegeausbildung. Zudem ist es eine beständige Aufgabe der leitenden Pflegekräfte, die Arbeitsbedingungen der Angestellten sozial und gerecht zu gestalten.

8. Fazit

Kulturelle und sexuelle Gewalt in der Pflege sind Themen, denen es weiterhin an intensiver Forschung, Auseinandersetzung und vor allem Bewusstmachung bei allen pflegerisch tätigen Menschen bedarf. So effektiv Information mittels Aus-, Fort- und Weiterbildung auch sein mag, halte ich es dennoch für am wichtigsten, jeglicher Gewalt in der Pflege vorbeugend in den Arbeits- und Organisationsstrukturen zu begegnen. Jeder Arbeitgeber hat eine Fürsorgepflicht für seine Angestellten sowie Expert(inn)en (ich meine damit in der Pflege z.B. die Pflegedienstleitungen), die stellvertretend für ihr Personal Sorge tragen. Ich weiß, dass es möglich ist, Arbeitszeiten beweglicher zu gestalten, Dienstpläne inklusive sanfter Schichtwechsel und Berücksichtigung der Urlaubs- und Arbeitswünsche sozialer zu planen. Auch Teambesprechungen müssen nicht langweilig und wenig nachhaltig sein, im Gegenteil, sie können bei einer ansprechenden Gestaltung interessant und motivierend sein.

Eine weitere wichtige Aufgabe ist es, das Pflegepersonal anzuhören, zu achten, in ihren Angelegenheiten zu unterstützen und „nach oben" zu vertreten, zu diskutieren und zu verhandeln, um bspw. eine freie Stelle wieder mit einem/r professionellen Pfleger/in zu besetzen anstelle zwei Hilfskräfte einzustellen.

Ich bin der Meinung, dass es trotz aller (wirtschaftlichen) Probleme möglich ist, eine angenehme Arbeitsatmosphäre, würdigende Arbeitsbedingungen zu schaffen und die Zufriedenheit sowie Motivation der Mitarbeiter/innen zu erhalten oder zu erhöhen. Auf dieser Grundlage können destruktive Handlungen oder negative Ereignisse frühzeitig erkannt und behandelt oder gar vermieden werden. Es ist unsere Aufgabe, die des Pflegepersonales inklusive der Pflegekräfte in Leitungspositionen, die sich uns anvertrauenden kranken und/oder pflegebedürftigen Menschen fürsorglich zu behandeln und ihnen weitestgehend Schutz vor zusätzlichen negativen Einflüssen zu bieten.

Während dieser Ausarbeitung sind mir an vielen Stellen zusätzliche Aspekte ein- und aufgefallen, denen ich gerne gezielter nachgegangen wäre. Ich habe es nicht getan, weil ich mich nicht in Einzelheiten verlieren wollte, die keinen Zusammenhang in der Kürze einer Hausarbeit ergeben hätten. Aus diesem Grund ist diese Hausarbeit ein erster, wenn auch oberflächlicher Einstieg in das hochsensible Thema der kulturellen und sexuellen Gewalt. Letzterem möchte ich mich eventuell im Rahmen meiner Diplomarbeit intensiver zuwenden.

9. Literaturverzeichnis

Beier, K.-M.: Sexuelle Übergriffe: Die Täter. In: Ostendorf, H. (Hrsg.): Aggression und Gewalt. Peter Lang; Frankfurt, Berlin, Bern, Bruxelles, New York, Oxford, Wien (2002) 121-158

Dießenbacher, H.; Schüller, K.: Gewalt im Altenheim: eine Analyse von Gerichtsakten. Lambertus; Freiburg i. Breisgau (1993)

Duden: Das Herkunftswörterbuch: Etymologie der deutschen Sprache. Band 7; 3. Aufl.; Duden; Mannheim, Leipzig, Wien, Zürich (2001)

Elsbernd, A.; Glane, A.: Ich bin doch nicht aus Holz: Wie Patienten verletzende und schädigende Pflege erleben. Ullstein, Mosby; Berlin, Wiesbaden (1996)

Fried, E.: Um Klarheit: Gedichte gegen das Vergessen. Wagenbach; Berlin (West) (1985)

Galtung, J.: Kulturelle Gewalt. Zur direkten und strukturellen Gewalt tritt die kulturelle Gewalt. In: Der Bürger im Staat: Aggression und Gewalt. Jg. 43, Heft 2; o. O. (1993) 106-112

Görgen, T.; Herbst, S.; Nägele, B.; Newig, A.; Kemmelmeier, I.; Kotlenga I.; Mild, N.; Pigors, K.; Rabold, S.: "Ich habe gehofft, das wird besser mit den Jahren." Sexuelle Gewalterfahrungen älterer Frauen. In: Materialien für die Praxis. Kriminologisches Forschungsinstitut Niedersachsen e. V.; Hannover (2005)

Grundgesetz für die Bundesrepublik Deutschland. Bundeszentrale für politische Bildung (BpB); Bonn (2001)

Hirsch, R.-D.; Fussek, C. (Hrsg.): Gewalt gegen pflegebedürftige alte Menschen in Institutionen: Gegen das Schweigen. In: Kranzhoff, E.-U.; Erkens, F.; Hirsch, R.-D.: Gewalt im Alter. Band 3; 4. Aufl.; Bonn (2001)

Hugger, P.: Elemente einer Kulturanthropologie der Gewalt. In: Hugger, P.; Stadler, U. (Hrsg.): Gewalt: Kulturelle Formen in Geschichte und Gegenwart. Unionsverlag; Zürich (1995) 17-27

Kienzle, T.; Paul-Ettlinger, B.: Aggression in der Pflege: Umgangsstrategien für Pflegebedürftige und Pflegepersonal. Kohlhammer; Stuttgart, Berlin, Köln (2001)

Meurer, W.: Die Mißhandlung von Kindern und alten Menschen. Verlag für Recht und Didaktik; Dahlem (1997)

Tröndle, H.; Fischer, T.: Strafgesetzbuch und Nebengesetze. In: Beck´sche Kurz-Kommentare. Band 10; 52. Aufl.; C. H. Beck; München (2004) 1117-1452

„Arbeitsbelastung und Stress in der psychiatrischen Krankenpflege"
von Thomas van Laar

2005

Vorwort

„Oh man, was bin ich heute wieder gestresst!" Ist dies nicht ein Satz den wir alle schon mal in unserem Arbeitsalltag von uns gegeben haben, oder ihn zumindest von Kollegen gehört haben? Viele Pflegende fühlen sich in ihrem Arbeitsalltag über ein verträgliches Maß hinaus belastet. Oftmals entsteht das Gefühl, dass die Anforderungen steigen und die Bedingungen sich verschlechtern. Kommen dann noch akute Krisen oder private Probleme hinzu, ist man schon auf dem besten Wege zur Überforderung bzw. sogar zum „ausbrennen".

In dieser Arbeit befasse ich mich mit der Thematik „Arbeitsbelastung und Stress in der psychiatrischen Krankenpflege", weil es gerade in der Psychiatrie besonders belastende Situationen im pflegerischen Alltag gibt, die aus einem motivierten und engagierten Mitarbeiter, einen frustrierten und sich überfordert fühlenden Mitarbeiter machen, der schnell andere Kollegen mit seinem „Überforderungsgesülze" mitreißt.

Im nachfolgenden möchte ich zunächst einige Begriffe erklären, danach befasse ich mich mit den verschiedenen Arbeitsbelastungen der psychiatrischen Pflege. Die Frage, was Stress eigentlich ist und wie viel gut oder schlecht für jeden einzelnen ist, beantworte ich danach. Im weiteren Verlauf dieser Arbeit werde ich dann die Auswirkung der Belastungen auf unseren Körper, Geist und unser Verhalten beleuchten. Den Burn-Out als mögliche Folge anhaltender Überbelastung stelle ich im Anschluss vor und am Ende berichte ich über präventive Maßnahmen, damit es erst gar nicht zur Überlastung kommt.

Wichtig ist es mir auch zu verdeutlichen, dass es kein einheitliches Lösungsschema oder die ultimativen Prophylaxe gegen die Überforderung gibt. Aber es gibt Maßnahmen, die einem helfen mit einer höheren Arbeitsbelastung fertig zu werden. Stress lässt sich in unserem Leben nicht vermeiden. Das soll er auch gar nicht. Es kommt nur auf die richtige Dosierung und den Umgang an.

1. Definitionen

Um ein besseres Verständnis für die folgenden Texte zu ermöglichen, erkläre ich nun einige Begriffe auf die sich diese Arbeit bezieht.

Stress und Stressoren

Der Begriff „Stress" stammt von dem ungarisch-kanadischen Mediziner *Hans Selye*. Er hat als erster dieses Phänomen wissenschaftlich untersucht und beschrieben. Gemeint hat er damit, einen Zustand außergewöhnlich starker körperlicher, seelischer oder geistiger Anforderungen, der sich in der Regel nur durch den Einsatz aller verfügbaren Kräfte beheben lässt. (vgl. B. Denken, Einf. in Stressbewältigungstechniken, unveröffentlicht)

Für das Phänomen Stress gibt es mehrere Definitionen, eine an der ich mich hier orientieren möchte stammt von Zimbardo, sie besagt:

„Stress ist ein Muster spezifischer und unspezifischer Reaktionen eines Organismus auf Reizereignisse, die sein Gleichgewicht stören und seine Fähigkeit zur Bewältigung strapazieren oder überschreiten. Diese Reizereignisse umfassen eine ganze Bandbreite externer und interner Bedingungen, die allesamt als „Stressoren" bezeichnet werden. Ein Stressor ist ein Reizereignis, dass vom Organismus eine adaptive Reaktion verlangt. Die Stressreaktion ist zusammengesetzt aus einer vielfältigen Kombination von Reaktionen auf unterschiedlichen Ebenen, einschließlich physiologischer, verhaltensbezogener, emotionaler und kognitiver Veränderungen." (Zimbardo P., Psychologie 5. Auflage, 1992)

Stressreaktion

„(...) Muster spezifischer und unspezifischer Reaktionen eines Organismus auf Reizereignisse, die sein Gleichgewicht stören und seine Fähigkeiten zur Bewältigung strapazieren oder überschreiten."(Zimbardo P, 1999, S. 370)

Überbelastung (Belastungsstörung)

„Reaktionen auf belastende Lebensereignisse, die nach Art und Ausmaß deutlich über das nach allgemeiner Lebenserfahrung zu Erwartende hinaus gehen. Dabei werden in der Regel die affektive

Situation, die Leistungsfähigkeit und die sozialen Beziehungen beeinträchtigt." (Möller, Laux, Deister, Psychiatrie und Psychotherapie, 2. Auflage, 2001)

2. Arbeitsbelastungen (Stressoren)

Unter Belastungen im Arbeitsprozess werden zunächst einmal alle von außen auf den Organismus einwirkenden Faktoren verstanden. Vielfach erhalten diese Belastungen den Charakter einer Stresssituation. Die psychiatrische Pflege muss zu den Bereichen gezählt werden, welche zahlreichen Belastungen ausgesetzt ist. Die häufige Begegnung der Pflegenden mit Not und Leid, Ekel und Scham, Bedrohungs- und Gewaltsituationen, Rollenkonflikten, psychischen Störungen und Bedürftigkeit sowie dem Tod, im Zusammenhang mit dem jeweiligen Arbeitsfeld, sind nur die Belastungen die direkt mit den Patienten zu tun haben. Hinzu kommen noch Probleme mit anderen Berufsgruppen, mangelnde Anerkennung, belastende Arbeitszeiten, demotivierende Hierarchien und sich wiederholende Störungen in den Arbeitsabläufen.

Dies alles sind Stressoren, denen wir mal mehr und mal weniger ausgesetzt sind, die häufigsten und schwerwiegendsten Belastungen sind nach einer Befragung von *J. Dondalski* (Diplom-Pflegewirt, Fachkr.-pfl. für Psychiatrie) an verschiedene Pflegende, folgende:

- Veränderung der Rahmenbedingungen
- Erhöhte Anforderungen an den Pflegenden
- Beziehungspflege als wesentliche Kernaufgabe
- Bedrohungs- und Gewaltsituationen (Rollenkonflikte)
- Mangelnde Erfolgserlebnisse
- Störungen im Arbeitsablauf
- Interdisziplinäre Kooperation

2.1 Veränderung der Rahmenbedingungen

Die Situation in den psychiatrischen Kliniken hat sich in den vergangen Jahrzehnten und insbesondere in der letzten Dekade deutlich verändert. Diese (überwiegend positiven) Veränderungen haben erhebliche Auswirkungen auf die Arbeitsbedingungen und damit auf die Anforderungen an die Mitarbeiter. Unter anderem bilden zwei Trends diese Entwicklung sehr anschaulich ab. So zeigt sich ein Trend zu immer kürzeren Verweildauern. Die kürzer werdenden Verweildauern in den psychiatrischen Kliniken können unter anderem in den folgenden Zusammenhängen gesehen werden:

- Erhöhte Ansammlung von akuten Patienten auf den Stationen, da die rehabilitative Klientel außerhalb der Kliniken im „Nichtbehandlungsbereich" untergebracht ist.
- Die dominierende vollstationäre Behandlung wurde durch eine Vielzahl an teilstationäre sowie ambulante Behandlungsangebote ergänzt.
- Vom Gesetzgeber und von den Kostenträgern wird ein wirtschaftlicher Umgang mit den finanziellen Ressourcen erwartet, die Kostenträger drängen in diesem Zusammenhang auf immer kürzere Verweildauern.

Ein zweiter Trend zeigt sich in einer sprunghaften Entwicklung der Fallzahlen. Diese Steigerung kann sich unter anderem auf folgende Aspekte zurückführen lassen:

- Eine höhere Akzeptanz der psychiatrischen Kliniken in der Bevölkerung. Dadurch lassen sich Personen stationär Behandeln, die zuvor einen Klinikaufenthalt vermieden hätten.
- Früher stationär dauerbehandelte psychisch Kranke und jetzt enthospitalisierte Menschen müssen häufiger zur kurzfristigen Krisenintervention aufgenommen werden.
- Die zunehmend bessere Kooperation und Koordination mit den unterschiedlichen Institutionen, wie z.B. niedergelassene Nervenärzte, Sozialpsychiatrische Dienste, Wohnheime usw. führen zu integrierten Behandlungsansätzen und somit zu gezielten Überweisungen.

Diese beiden Entwicklungen (kürzere Verweildauer und dabei mehr Patienten) weisen auf eine Verdichtung der Arbeitsaufgaben hin, die einhergehen mit einer Erhöhung der Anforderungen an die Qualität von Behandlung und psychiatrischer Pflege. Die Behandlungsaktivitäten müssen intensiviert werden, es muss effizienter gearbeitet und Arbeitsabläufe müssen angepasst werden. Daraus ergibt sich eine erhöhte Arbeitsintensität.

2.2 Erhöhte Anforderungen an den Pflegenden

Im Zuge der zunehmenden Professionalisierung der psychiatrischen Pflege sind die Verantwortlichkeiten und damit die Anforderungen an unsere Berufsgruppe erheblich gestiegen. Als wesentliche Erwartungsträger sind in diesem Zusammenhang Psychiatrie-Erfahrene, Arbeitgeber, andere Berufsgruppen, Gesetzgeber und Kostenträger zu betrachten. Von psychiatrisch Pflegenden werden heute professionelle Handlungskompetenzen erwartet. Diese professionellen Handlungskompetenzen zeichnen sich durch die Befähigung des selbständigen Planens, Durchführens und Kontrollierens aus. (vgl. Freimuth, Hoets, Handbuch selbstorganisiertes Lernen)

In dem Maße, wie die persönliche Qualifikation und die Kompetenzen den Anforderungen der Situation nicht gerecht werden, entsteht Stress, weil den berechtigten Erwartungen nicht entsprochen werden kann. Professionalisierung ist also immer auch mit höheren Anforderungen verbunden.

2.3 Beziehungspflege als wesentliche Kernaufgabe

Psychiatrische Erkrankungen gehen immer mit Störungen auf der Beziehungsebene einher. Dieser Umstand macht es zwangsläufig erforderlich, sich der Beziehungsseite des Betroffenen aktiv zuzuwenden und mit ihm in eine Beziehung zu treten. Dazu gibt es in der Psychiatrie keine Alternative. (vgl. Kistner, Der Pflegeprozess in der Psychiatrie und Schädle-Deiniger, Villinger, Praktische Psychiatrische Pflege)

Die Arbeit mit Gefühlen erfordert ein hohes Maß an Wachsamkeit, sowohl hinsichtlich der Gefühlswelt des Anderen als auch der Selbstwahrnehmung, der Konzentration auf die eigenen Gefühle. Die Beziehungsstörung auf Seiten des Patienten macht es immer wieder erforderlich, Beziehung entgegenzusetzen und sich aktiv mit dem anderen auseinander zu setzen. Dörner und Plog brachten diesen Aspekt mit dem Satz: „In der Begegnung begegnen sich Gegner" (Dörner & Plog, Irren ist menschlich) treffend auf den Punkt. Es gilt sich immer wieder zu verdeutlichen, dass in dem Kontakt zwei unterschiedliche Menschen aufeinander treffen, die mit unterschiedlichen Werten, Einstellungen und Erwartungen in die Begegnung eintreten. Deshalb ist zunächst von keinen Gemeinsamkeiten auszugehen. Vieles muss überprüft und verhandelt werden. Die damit verbundenen Wahrnehmungsprozesse machen es notwendig, sich selbst immer wieder zu hinterfragen. In der Begegnung mit dem Patienten wird man also permanent mit sich selbst und den eigenen Stärken und Schwächen konfrontiert. Nicht immer ist dies erfreulich. Es wird deutlich, dass hier ein potentieller Stressfaktor zu finden ist, da dieser Bereich einen wesentlichen Anteil der psychiatrischen Pflege darstellt.

Der Umgang mit schwierigen Patienten gehört zum Alltag in der Psychiatrie. Jedoch befinden sich unter den Patienten Gruppen, bei denen die Beziehungsgestaltung mit besonderen Belastungen verbunden ist. Insbesondere, wenn die Beziehungsarbeit inhaltlich noch nicht ausreichend gefüllt werden kann und man mit ihr überfordert ist, weil noch nicht genügend Wissen und Erfahrung im Umgang mit dem jeweiligen Klientel vorhanden ist.

Verdeutlichen lässt sich das an folgendem Zitat einer Kollegin:

„Ich habe eine Bezugspatientin mit einer Borderline-Störung. Die saugt mich total aus. Egal, wie lange ich mir Zeit für sie nehme, es ist nie genug. Vor kurzem habe ich ihr dann gesagt, dass es so nicht geht, ich nicht nur für sie Zeit habe. Kurze Zeit später hat sie sich geritzt. Da habe ich mir Vorwürfe gemacht. Eigentlich fühle ich mich noch nicht gewappnet für den Umgang mit solchen Patienten."

Als ein weiteres Beispiel für psychische Belastungen Pflegender in der Beziehungsarbeit mit psychiatrischen Klienten kann der Umgang mit suizidalen Patienten angeführt werden. Die Arbeit mit Menschen, die Selbsttötungsabsichten haben, appelliert an unser Verantwortungsgefühl und wird von der Unsicherheit begleitet, ob man selbst diese Verantwortung tragen kann. Hierbei werden Kollegen und Vorgesetzte nicht nur zur Reflektionsarbeit, sondern auch zur sozialen bzw. psychischen Stützung benötigt, um einem den nötigen Rückhalt zu geben, unabhängig davon, wie der Suizidversuch ausgeht.

2.4 Bedrohungs- und Gewaltsituationen (Rollenkonflikte)

Während Kollegen anderer Berufsgruppen oftmals ein überschaubares Setting für ihre spezifischen Interventionen herstellen können, bewegen sich psychiatrisch Pflegende in Alltagssituationen, die entsprechend offener und damit komplexer sind. Diese Konstellation beinhaltet dann auch ein vermehrtes Konfliktpotential. Aus ihrer Rolle heraus sind die Pflegenden diejenigen, die die Stationsregeln vertreten, Abläufe sicherstellen und zwangsläufig in Konfrontationssituationen mit den Patienten geraten. Eine Untersuchung von *Richter* (Richter, Patientenübergriffe auf Mitarbeiter psych. Kliniken) zu Patientenübergriffen auf Mitarbeiter psychiatrischer Kliniken kommt unter anderem zu dem Ergebnis, dass überwiegend psychiatrisch Pflegende Opfer von Übergriffen sind (75,8 % pflegerische Mitarbeiter). Dies wird hauptsächlich auf zwei Faktoren zurückgeführt. Zum einen zeigt sich eine Spitze hinsichtlich der Übergriffe in Zeiträumen, in denen viele direkte Kontakte mit Aufforderungscharakter stattfinden, die vorrangig von den Pflegenden geleistet werden. Zum anderen besteht ein deutlich größeres Risiko von Übergriffen in den ersten Tagen auf der Station (Neuaufnahmen, Verlegungen). Die gegebene Präsenz der psychiatrisch Pflegenden auf der Station in Verbindung mit ihrer Rolle, nämlich der Gewährleistung und Durchführung des Stations- und Therapieablaufes birgt daher besondere Gefahren und Belastungen.

Gerade die potentielle Gefahr eines Übergriffs oder die, im psychiatrischen Alltag im Einzelfall notwendigen körperlichen Auseinandersetzung zum Schutz des Patienten vor sich selbst und anderen werden als ein großer Belastungsfaktor genannt. Kommt es zu Übergriffen, ist die Gefahr von psychischen Folgeschäden nicht unbedeutend. In der Studie von *Richter* zeigten 14% der anonym Befragten psychische Symptome einer posttraumatischen Belastungsstörung.

Die Alltagspräsenz erfordert außerdem eine umfangreiche Rollenflexibilität. Die benötigte Rollenvielfalt umfasst solche unterschiedlichen Rollen wie: Begleiter, Unterstützer, Berater, Therapeut und/oder Kontrolleur. Psychiatrisch Pflegende müssen eine große Auswahl an verschiedenen Rollen zur Verfügung haben, um in diesem Arbeitsfeld zu bestehen. Jedoch harmonieren diese Rollen nicht immer miteinander. Gleichzeitig therapeutische Aufgaben wahrzunehmen und parallel auch Kontrolleur zu sein ist eine besondere Herausforderung. Psychiatrisch Pflegende müssen sich diesem Spannungsfeld immer wieder aufs Neue stellen und eine sozialverträgliche Balance herstellen.

2.5 Mangelnde Erfolgserlebnisse

In der Arbeit mit psychisch kranken Menschen stoßen wir immer wieder an unsere Grenzen. Hinzu kommt, dass engagiertes und fachliches Handeln nicht immer von Erfolg gekrönt ist, was dazu führen kann, dass sich ein unzufriedenes Gefühl bei den Pflegenden einstellt.

Insbesondere bei der Arbeit mit chronisch kranken Menschen scheint die Möglichkeit, solche Gefühlslagen zu entwickeln, größer. Als Beispiel kann die Arbeit mit abhängigkeitskranken Menschen gesehen werden. Die hohe Rate von rückfälligen Patienten, die den Weg aus der Sucht noch nicht finden, führt im Einzelfall nicht nur zu Enttäuschungen, weil sie den eigenen Erwartungen nicht entsprechen, sondern auch zur Resignation bei den professionell Tätigen. Rückfälle von Patienten führen gar nicht so selten zu persönlichen Versagensgefühlen oder zu einem sich Abwenden, von dem rückfällig gewordenen Patienten.

Auch die Arbeit in der Gerontopsychiatrie ist für die Pflegenden oft frustrierend, da sie trotz aller Bemühungen es nicht schaffen, den Verlauf einer, zum Beispiel dementiellen, Erkrankung aufzuhalten. Die Pflegenden in der Gerontopsychiatrie müssen sich an anderen Erfolgskriterien orientieren. In einer Gesellschaft, die sich aber vor allem an Erfolgen und Wachstum orientiert, fällt es oft schwer, einen Wert auch in der Linderung von Beschwerden oder dem mitmenschlichen Dasein zu erkennen.

2.6 Störungen im Arbeitsablauf

Zum Aufgabenfeld der Pflegenden gehören auch die Organisation und die Durchführung diverser administrativer Tätigkeiten. Ein nicht unwesentlicher Stressfaktor besteht in ganz unterschiedlichen Störungen, die die gerade vollzogene Tätigkeit unterbrechen. Der Pflegende, der die Visite ausarbeitet und ständig von Telefon, Patienten, Kollegen sowie von anderen Berufsgruppen unterbrochen wird, muss ständig neue Prioritäten setzen und sich entscheiden, welche Tätigkeit er als erstes verrichtet. Dadurch muss sich der Pflegende jedes Mal neu in die Aufgabe Hineindenken und läuft Gefahr etwas zu übersehen oder zu vergessen. Bei gewissenhaften und patientenorientierten Mitarbeitern verursacht es oft innerlichen Ärger und Ohnmachtsgefühle, wenn sie solchen Bedingungen zu oft ausgesetzt sind.

2.7 Interdisziplinäre Kooperation

Die Zusammenarbeit im multiprofessionellen Team birgt eine Menge Konfliktpotential in sich, denn das aufeinander abgestimmte Zusammenwirken stellt keine Selbstverständlichkeit dar, sondern muss gewollt und bewusst herbeigeführt werden. In diesem Feld ist ein wesentlicher Stressfaktor aller psychiatrisch Tätigen zu finden, nicht nur für den Pflegenden. Ein Übergehen oder sogar Ausschließen einer Person und deren Meinung kann bei der Zusammenarbeit zum Rückzug des betreffenden führen und damit zum Verlust seiner spezifischen Sichtweise. Dies wirkt sich negativ auf die Behandlung des Patienten aus und fördert Unzufriedenheit und Ärger bei der täglichen Arbeit. (vgl. Dondalski J., Zur Arbeitsbelastung in der psych. Pflege, psychiatrische Pflege heute, 2003)

3. Stress

Im Alltag sowie im Berufsleben sind wir allen verschiedenen Arten von Anforderungen ausgesetzt, jeder empfindet diesen Anspruch anders und reagiert daher auch anders. Wenn wir diese Anforderungen meistern und das Gefühl haben Herr der Lage zu sein, stellen sich Wohlbefinden und Zufriedenheit ein. Falls dies der Fall ist, spricht man auch von einem „optimalen Aktivitätsniveau". Gekennzeichnet ist dies durch ein mittleres, ausgeglichenes Maß an Anspannung und Entspannung. Ein „optimales Aktivitätsniveau" ist eine bestmögliche Grundlage für einen zufrieden stellenden Berufs- und Privatalltag.

Es kommt also auf die Dosierung der Anforderungen an. Sind es zu wenig wird uns langweilig, sind es zu viele kann dies zur Überforderung führen. Ein gewisses Maß an Stress ist demnach für unser Wohlbefinden wichtig und kann zu Höchstleistungen motivieren und ein Ansporn sein.

3.1 Eu-Stress und Dis-Stress

Diese zwei Arten von Stress werden „Eu-Stress" und „Dis-Stress" genannt.

Mit Eu-Stress ist die Art von Stress gemeint die wir auch „optimales Aktivitätsniveau" nennen. Es sind die Anforderungen, die uns ein zufriedenes Gefühl vermitteln und motivierend wirken.

Dis-Stress dagegen ist der Stress, der uns überfordert. Die Anforderungen, die an die einzelne Person gestellt werden, sind zu zahlreich oder zu schwierig. Es kommt zu einer anhaltenden Störung des Gleichgewichts zwischen Belastung und Erholung mit fehlenden Ruhephasen, die bei anhaltender Dauer und fehlender Bewältigung krank machen kann.

3.2 Wann ist Stress gesund und wann macht er krank?

Wann ein Ereignis als Eu- bzw. Dis-Stress empfunden wird, ist unterschiedlich. Jeder reagiert anders auf Anforderungen. Die eigene Verfassung spielt dabei eine wichtige Rolle - was einem gestern nichts ausgemacht hat, kann heute schon unüberwindbar sein. Auch die vorangegangenen Belastungen und Entspannungsphasen wirken sich auf die neue Situation aus.

Das jeder anders auf Anforderungen reagiert lässt sich an einem Beispiel verdeutlichen.

Situation: Zwei Patienten kehren von einem Ausgang mit deutlichen Anzeichen für einen Suchtmittelkonsum auf die Station zurück. Sie als Pflegekraft, bekommen die Aufgabe, die beiden Patienten darauf anzusprechen und ggf. ihre Sachen nach weiteren Suchtmitteln zu durchsuchen.

Person 1: sieht Handlungsmöglichkeiten, ist etwas aufgeregt, fühlt sich herausgefordert, holt sich evtl. Rat bei Kollegen und geht dann ruhig in die Situation.

Person 2: fühlt sich auch herausgefordert, wird wütend, findet, dass ihr viel zu viel aufgetragen wird und geht zum Angriff über.

Person 3: fühlt sich bedroht, hat Angst vor einer Eskalation der Situation, nimmt ein Beruhigungsmittel, um sich dem Stress gewachsen zu fühlen.

Person 4: fühlt sich völlig überfordert, bekommt Magen-Darm-Probleme, bittet Kollegen um Vertretung und meldet sich krank.

Der amerikanische Psychologe *Richard Lazarus* entwickelte hierzu die transaktionale Stresstheorie (transaktional: Die Faktoren (Person, Situation) verändern sich im Prozess gegenseitiger Einwirkung), die den wesentlichen Einfluss unserer Einschätzung und Bewertung auf die Stressreaktion beschreibt.

Treffen wir auf Anforderungen/Stressoren so durchlaufen wir zunächst einen komplexen Bewertungsprozess:

1. Primäre Bewertung: Was passiert gerade? Ist das gut, schädlich oder unwichtig für mich? Falls schädlich: Schaden natürlich oder entstanden? Handlung erforderlich?
2. Sekundäre Bewertung: Wenn Handlung erforderlich: Wie sind die persönlichen und sozialen Ressourcen (Kompetenzen, Bewältigungsmöglichkeiten, -strategien, Unterstützung)? Welche Handlungsalternativen bestehen, was wären die Folgen, welche Alternative ist die geeignetste?

Wie die jeweilige Stressreaktion dann aussieht, hängt von verschiedenen Faktoren ab:

Die Art des Stressors

- Die kognitiv-emotionale Bewertung des Stressors durch das Individuum
- Die Kompetenzen und Strategien, die dem Individuum objektiv zur Bewältigung der Anforderung zur Verfügung stehen
- Die kognitiv-emotionale Bewertung/Einschätzung der eigenen Kompetenzen durch das Individuum

Erst nachdem diese Phasen durchlaufen wurden, reagieren wir auf die Anforderung, mit der für uns angemessenen Reaktion. Je nachdem wie diese dann ausfällt, kann der Stressor für uns krank machend sein oder uns fördern.

„Moderne Theorien und Modelle der Gesundheit und Krankheitsentstehung haben diese Erkenntnisse aufgegriffen: Von der Stress-Bewältigungs-Theorie (u. a. Badura) über das integrative Anforderungs-Ressourcen-Modell (Becker, Theorie der seelischen Gesundheit) bis hin zum Modell der Salutogenese (Antonovsky) wird die erfolgreiche Bewältigung von Anforderungen (Stressoren) mittels Bewältigungskompetenzen als wichtigste Voraussetzung für Ausgeglichenheit und Gesundheit gesehen". (Sturm, Input- Referat zu Stress/-forschung S.13)

Nicht die Einwirkung von Stressoren ist demnach potentiell krankheitsverursachend, sondern die nicht gelingende Bewältigung der Anforderungen. (vgl. U. Sturm, Input- Referat zu Stress/-forschung, unveröffentlicht)

3.3 Stress-Persönlichkeiten

Je nachdem wie eine Person an den Stress herantritt oder auf ihn reagiert, wird dieser Mensch in verschiedene Persönlichkeitstypen eingeordnet. Man unterscheidet zwischen Typ A-, Typ B- und Typ C-Persönlichkeiten.

Typ A-Persönlichkeit (Sympathikotoniker)

Diese Menschen reagieren hauptsächlich mit der Aktivierung des Sympathikus, was der Kampf-Flucht-Reaktion entspricht. Dieser Typus neigt zu hohem Leistungsstreben, Perfektionismus, Ungeduld und starker Zielorientiertheit. Sie neigen bei Dauerstress zu Erkrankungen wie z.B. Bluthochdruck oder Herzinfarkt. (vgl. Stress & Stressbewältigung, Bad Heilbrunner E-Learning)

Typ B-Persönlichkeit (Vagotoniker)

Personen mit einer Typ B-Persönlichkeit, reagieren eher mit einer Aktivierung des Parasympathikus (Vagus). Sie weisen viele Vermeidungstendenzen auf und „schlucken ihren Ärger oft hinunter". Im körperlichen Bereich neigen sie zu Störungen im Magen-Darm-Bereich und zu vegetativer Dystonie. (vgl. Stress & Stressbewältigung, Bad Heilbrunner E-Learning)

Typ C-Persönlichkeit (cancer)

Krebsgefährdete Personen werden unter der Bezeichnung Typ C-Persönlichkeit als kooperativ, ausgleichend, hilfsbereit, freundlich, wenig anspruchsvoll und geduldig beschrieben. Sie sind gegenüber autoritären Personen eher nachgiebig und geraten selten in konfrontative Auseinandersetzungen. Die Typ C-Persönlichkeit stellt damit in etwa das Gegenstück der Typ A-Persönlichkeit dar. Auch wird eine Tendenz zu Hilflosigkeit und Hoffnungslosigkeit mit der krebsgefährdeten Persönlichkeit in Verbindung gebracht. (vgl. Schmenkmezger, 1994 in B. Denken, Einf. in Stressbewältigungstechniken, unveröffentlicht)

4. Auswirkungen des Stresses

Stress wirkt sich bei uns auf verschiedenen Ebenen aus, die sich gegenseitig in positiven, wie im negativen Sinn beeinflussen. Diese drei Bereiche sind:

- Körper
- Gefühle und Gedanken
- Verhalten

Der Endokrinologe *Hans Selye* fand heraus, dass es ein typisches Ablaufmuster gibt, mit dem wir auf besondere Stressoren reagieren:

4.1 Normale Stressreaktion

Stressor → Physiologie bedroht/aus dem Gleichgewicht → Alarmreaktion (zunächst verminderte Resistenz) → Anpassungsleistung des Organismus, Resistenz erhöht sich → Resistenzphase → erfolgreicher Widerstand → Abklingen der Physiologischen Veränderung, Beruhigung (normales Widerstandsniveau/Resistenz).

Diese Stressreaktion ist natürlich, sie läuft in unserem Leben immer wieder ab. Sie macht es uns möglich mit dem vorhandenen Stress fertig zu werden.

Selye beschreibt dagegen auch was geschieht, falls die normale Stressreaktion nicht gelingen sollte. Er nennt dies das „Allgemeine Adaptionssyndrom".

4.2 Allgemeines Adaptionssyndrom

Alarmreaktion → zunächst Resistenz vermindert → Resistenzanstieg, Phase der Resistenz, körperliche Gegenmaßnahmen → nun aber kein erfolgreicher Widerstand → Stressor wirkt weiter ein → Resistenz gegen den Stressor bleibt erhöht, Adaption an den Zustand; dabei erniedrigte Resistenz gegen andere Stressoren; hält dies länger an → Phase der Erschöpfung, Adaption bricht zusammen; wieder Anzeichen für Alarmreaktion, Widerstandsniveau unter normal → erhöhte Anfälligkeit, evtl. Depressivität, Krankheit oder sogar Tod.

4.3 Ebenen der Auswirkung

Wie zuvor erwähnt wirkt sich der Stress auf drei Ebenen aus körperlich, gedanklich-emotional und im Verhalten. Beispiele für Stressreaktionen sind:

Körper: Alarmsignale über Sinnesorgane ans Zwischenhirn → Hypothalamus aktiviert die Hypophyse → schnellere und stärkere Atmung, Herzfrequenz und Schlagkraft erhöht, Blutgefäße verengt, Blutdruck wird erhöht, Atemwege erweitert, Verdauung verlangsamt Sekretion innerer Drüsen verringert, Schließmuskeln kontrahieren, Pupillen weiten sich, Schweißbildung wird verstärkt.

Gedanken/Gefühle: Angst, Ärger, Enttäuschung und Unruhe machen sich breit, Gedanken wie: „Immer ich", „Das schaffe ich nicht" oder „Ich bin ganz auf mich allein gestellt" gehen einem durch den Kopf und fördern das Unbehagen. Die Furcht zu Versagen stellt sich ein.

Verhalten: Hastig und verkrampftes Arbeiten, Gereiztheit gegenüber anderen, mangelnde Planung und Übersicht, Rauchen, übermäßiges Essen, verstärkte Neigung zu Suchtmitteln, sozialer Rückzug.

Diese drei Ebenen stehen in Wechselwirkung miteinander und beeinflussen sich gegenseitig, z.B.: Angst → Denkblockade (→ Angst...), erhöhte Muskelspannung → Unwohlsein, Schmerzen → negative Gedanken, Unkonzentriertheit → hektisches Arbeite usw.

Findet man keinen geeigneten Umgang mit der Belastung, kann es bei langfristiger Einwirkung der Stressoren zu folgendem führen:
- Beeinträchtigung des Wohlbefindens
- Psychosomatische Beschwerden und Krankheiten
- Problematisches Gesundheitsverhalten (ungesundes Essen, Bewegungsmangel, Rauchen, Alkohol-, Drogen-, Medikamentenmissbrauch)
- Verringertes allgemeines Aktivitätsniveau (Fortbildung, Freizeitaktivitäten)
- Fehlende Entwicklung neuer Bewältigungsstrategien
- Beeinträchtigung der sozialen Kompetenzen und der sozialen Beziehungen

(vgl. U. Sturm, Input- Referat zu Stress/-forschung, unveröffentlicht)

5. Burn-Out (eine mögliche Folge anhaltender Überlastung)

In diesem Kapitel möchte ich den Burn-Out als mögliche (in der Regel auch als häufigste) Folge einer anhaltenden Überlastung vorstellen. Ich werde mich hier nur auf die Kernpunkte beschränken, da dieses Thema sonst den vorgegebenen Rahmen sprengen würde.

5.1 Definition

Für das Krankheitsbild des Burn-Out gibt es in der Literatur verschiedene Erklärungen und Definitionen. In der Regel wird es als Syndrom, also als eine Gruppe von Symptomen beschrieben, gelegentlich auch als eine spezielle Form der Stressreaktion oder als Folge längerfristig unbewältigten Stresses gesehen. *M. Burisch*, der sich überwiegend mit dem Phänomen des Burn-Out beschäftigt hat, sagt dazu: „Eingrenzung von Burn-Out ist wie der Versuch, den Standort einer großen Wolke exakt zu bestimmen. Burn-Out ist und bleibt eine begriffliche Qualle." (Burisch M., Burn-Out in der Suchttherapie)

Fengler versteht unter Burn-Out: „…Zustand physischer oder seelischer Erschöpfung, der als Auswirkung lang anhaltender negativer Gefühle entsteht, die sich in Arbeit und Selbstbild des Menschen entwickeln."

Wichtig ist, im Burn-Out zweierlei zu sehen, sowohl einen Prozess als auch ein Ergebnis.

5.2 Burn-Out gefährdete Personen

Gefährdet sind vor allem Menschen, die langfristig mehreren Belastungen gleichzeitig ausgesetzt sind und Personen, die einem emotional intensiven Einsatz für andere ausgesetzt sind. Von diesen Personen wird häufig Engagement und Zuwendung erwartet, auch dann, wenn diese nicht erwidert werden. Dies trifft besonders für Pflegepersonen in der Psychiatrie, Onkologie und Intensivstationen, Sozialarbeiter, Lehrer, Gefängnispersonal und Psychologen zu.

5.3 Hauptsymptome

Die wichtigsten Kernpunkte nach *Maslach* und *Jackson* (von *Burisch* erweitert) sind:

- Prozess und Zustand einer tiefen emotionalen, geistigen und körperlichen Erschöpfung, außerordentliche Verausgabung von Energie (ohne entsprechende Wiederaufladung)
- Verringerte Leistungsfähigkeit (zunächst als subjektiver Eindruck): Man meint, nicht genug zu leisten, nachzulassen, nicht genügend zu bewirken
- Depersonalisation/ Dehumanisierung: Personen werden wie Objekte behandelt, zunächst Patienten, später auch Kollegen, es stellen sich Distanz, Zynismus und Verächtlichkeit ein
- Ausgeprägter Überdruss und Widerwille gegen die eigentliche Arbeit

5.4 Phasen und Symptome

Im Allgemeinen wird davon ausgegangen, dass der Prozess von einer Anfangsphase ausgehend verschiedene Phasen durchläuft bis er das Endstadium oder das Vollbild des Burn-Out erreicht. Nachfolgend das Modell nach *M. Burisch*:

1. Anfangsphase	2. Reduziertes Engagement
a) Überengagement für Ziele	a) Für Patienten/Klienten
- freiwillige unbezahlte Mehrarbeit	- Desillusionierung
- Gefühl der Unentbehrlichkeit	- Größere innere Distanz zu Patienten/Klienten
- Gefühl, nie Zeit zu haben	- Meidung von Kontakt mit Patienten/Klienten und Kollegen
-Verdrängung von Misserfolgen und b) Erschöpfung	- Stereotypisierung von Patienten/Klienten, Schülern, Kunden
- Enttäuschungen	- Dehumanisierung
- Chronische Müdigkeit	
2. Reduziertes Engagement	2. Reduziertes Engagement
b) Für andere allgemein	c) Für die Arbeit
- Unfähigkeit zu geben	- Desillusionierung
- Verständnislosigkeit	- Negative Einstellung zur Arbeit
- Schwierigkeiten Anderen zuzuhören	- Widerwillen und Überdruss
- Zynismus	- Höheres Gewicht Materieller Bedingungen für die Arbeitszufriedenheit
2. Reduziertes Engagement	3. Emotionale Reaktionen; Schuldzuweisung
d) Erhöhte Ansprüche	a) Depressionen
- Verlust von Idealismus	- Schuldgefühle
- Konzentration auf die eigenen Ansprüche	- Reduzierte Selbstachtung
- Gefühl ausgebeutet zu werden	- Selbstmitleid
- Partnerprobleme	- Verringerte emotionale Belastbarkeit
- Konflikte mit den eigenen Kindern	- Abstumpfung, Gefühl von Abgestorben-sein und Leere
3. Emotionale Reaktionen; Schuldzuweisung	4. Abbau
b) Aggression	a) der kognitiven Leistungsfähigkeit
- Schuldzuweisung an Andere oder das „System"	- Konzentrations- und Gedächtnisschwäche
- Ungeduld	- Desorganisation
- Intoleranz	- Entscheidungsunfähigkeit
- Kompromissunfähigkeit	b) der Motivation
- Nörgeleien	- Dienst nach Vorschrift
- Reizbarkeit	c) der Kreativität
	- verringerte Fantasie
	d) Entdifferenzierung
	- rigides Schwarz-Weiß-Denken
	- Widerstand gegen Veränderungen aller Art

5. Verflachung a) des emotionalen Lebens - Verflachung gefühlsmäßiger Reaktionen - Gleichgültigkeit b) des sozialen Lebens - Meidung informativer Kontakte - Meidung von Gesprächen über die eigene Arbeit - Eigenbröteleien - Einsamkeit c) des geistigen Lebens - Aufgeben von Hobbys	**6. Psychosomatische Reaktionen** - Schwächung der Immunreaktion - Unfähigkeit zur Entspannung in der Freizeit - Schlafstörungen - Engegefühl in der Brust - Atembeschwerden - Beschleunigter Puls - Erhöhter Blutdruck - Muskelverspannungen - Rückenschmerzen - Kopfschmerzen - Verdauungsstörungen - Veränderte Eßgewohnheiten - mehr Alkohol, Kaffee, Tabak oder andere Drogen
7. Verzweiflung - Hoffnungslosigkeit - Gefühl der Sinnlosigkeit - Selbstmordabsichten - Existentielle Verzweiflung	

5.5 Ursachen

In der Burn-Out-Forschung gibt es unterschiedliche Erklärungsansätze für dessen Entstehung. Je nach Autor wird der Schwerpunkt in der Ebene des Individuums, der Ebene der Institution oder der Ebene der Gesellschaft gesehen. In den meisten Fällen ist es allerdings das Zusammenspiel aller drei Ebenen.

- **Ebene des Individuums (Persönlichkeitsstruktur):** Hier werden vor allem prädisponierende Persönlichkeitseigenschaften der Betroffenen selbst als Ursache für den Burn-Out gesehen, z.B. Typ A-Persönlichkeiten oder Personen mit einem „Helfer-Syndrom". Nach *W. Schmidtbauer* werden helfende Berufe häufig von Personen mit einer bestimmten Persönlichkeitsstruktur gewählt: „Das altruistische Leitmotiv zur Berufswahl ist der Wunsch, anderen Menschen zu helfen. Der typische „Helfer" gibt die Fürsorge, die er selbst empfangen möchte, an andere und möchte die Quelle der Bedürfnisbefriedigung kontrollieren. Sie neigen dazu, sich für andere stark zu machen und stehen oft kampfbereit auf verlorenem Posten"

(*Freudenberger H., Noth G.*, 1995). „Das niedrige Selbstwertgefühl macht sie gleichzeitig für Enttäuschung sehr empfänglich. Dies wird in der Literatur unter dem Begriff „Helfer-Leiden" beschrieben" (*Fengler J.*, 1996).
„Helfer" haben hochgesteckte Ziele und unterschätzen den Aufwand zur Erreichung dieser bei gleichzeitiger Überschätzung der Erfolgsaussichten. Die Messlatte zur Zielerreichung wird immer höher gelegt, so dass irgendwann ein Scheitern folgt. Sie sind gute Gesprächspartner und senden „Helfersignale", „Ich kann alles verstehen, viel aushalten", und schließen entsprechende Freundschaften. Die Unfähigkeit anderen Grenzen zu setzen, stellt eine mögliche Quelle für ein Burn-Out dar.

- **Ebene der Institution (Arbeitsbedingungen):** Auf dieser Ebene werden Bedingungen der (Arbeits-) Umgebung des Betroffenen für die Entwicklung von Burn-Out Prozessen verantwortlich gemacht.

Pflegende sollten allzeit verständnisvoll sein und Zeit haben auf den Patienten einzugehen. Sie sind regelmäßig in der Rolle des Vermittlers zwischen Patient und Arzt und müssen gegensätzliche Erwartungen unter einen Hut bringen. Zunehmende Spezialisierung, steigender wirtschaftlicher Druck, mangelnde Erfolgserlebnisse, Störungen im Arbeitsablauf, schlecht nachweisbare Leistungen, rechtliche Aspekte und der Schichtdienst wirken belastend. Pflegepersonen werden gnadenlos mit Ausnahmesituationen von Menschen konfrontiert. Die Bewältigungsmöglichkeiten und Hilfen sind dabei oft unzureichend. Im Team wirken hierarchische Strukturen, Konkurrenzkampf untereinander, weisungsgebundener Handlungszwang und mangelnde Eigenverantwortung als Stressoren.

- **Ebene der Gesellschaft (soziale Situation):** Es werden hier Entwicklungen und Bedingungen der weiteren Umgebung/ Gesellschaft als Burn-Out-verursachend gesehen.

Häufig, besonders bei jungen Pflegenden, sind Wohn- und Arbeitsplatz sehr nah bei einander (Wohnheim), ein Abstand ist kaum möglich. Freunde werden unter den Arbeitskollegen gewählt, die Freizeit wird mit Krankenhauspersonal verbracht. Dies führt zum Verlust anderer sozialer Gemeinschaften und zur Isolation. Aufgrund des beschriebenen „Helfer-Typus" werden nicht selten Beziehungen eingegangen, die sämtliche Kraftreserven angreifen. *H. Freuden-*

berger und *G. Noth* zitieren in ihrem Buch eine 37- jährige Frau: „Wenn du kein soziales Netz nach der Arbeit hast, behandelst du die Arbeit nur allzu leicht als Liebesaffäre". (vgl. I. Verheyen-Cronau, Es gibt Hilfe bei Burn-Out, Pflegezeitschrift 11/2000 und U. Sturm, Input-Referat zu „Burn-Out", unveröffentlicht)

6. Prävention

Wie schon zu Beginn erwähnt, gibt es keine ultimative Methode mit dem vorhandenen Stress fertig zu werden. Es gibt jedoch verschiedene Mechanismen um ihn auf einem verträglichen Niveau zu halten, so dass er als Ansporn dient und uns nicht krank macht.

Nachfolgend nun einige Methoden der Stressbewältigung und persönliche Ressourcen, die man sich bewusst machen sollte, um der gegebenen Arbeitsbelastung zu trotzen.

6.1 Sozialer Rückhalt

Sozialer Rückhalt hat einen positiven Einfluss auf die psychosoziale und auf die körperliche Gesundheit. Er kann auf folgenden Wegen erfolgen:

- emotional (z. B. trösten, wertschätzen)
- instrumentell (z. B. Hilfe bei einer Problemlösung)
- praktisch und materiell (z. B. Dinge oder Geld ausleihen)
- geistig (z. B. Lebensvorstellungen teilen)

Durch soziale Unterstützung kann das persönliche Spektrum an Stressbewältigungsmöglichkeiten erweitert werden. Jeder kann sich selbst ein „soziales Netz" aufbauen, indem er z. B. in Sportvereine statt Fitnessstudios geht, Gemeinschaftsveranstaltungen unterstützt und daran teilnimmt, sich mit Freunden, mit Menschen die man gern hat verabredet und zu sich einlädt. Basis für diese Schritte, sollte die Erkenntnis sein, dass jeder Mensch ein „soziales Netz" benötigt von dessen Unterstützung er dauerhaft nur profitieren kann (man dafür jedoch auch persönliches Engagement aufbringen muss).

6.2 Kohärenzsinn

Das gegenwärtig bedeutsamste Modell der Salutogenese stellt das Kohärenzkonzept des israelischen Medizinsoziologen *Antonovsky* dar. Dieser stieß bei einer Untersuchung auf eine Gruppe von Frauen, die schweres durchgemacht hatten (Konzentrationslager, jahrelange Odyssee, Kriege), aber sich trotzdem in einem guten psychischen und körperlichen Gesundheitszustand befanden. Nach weiteren Forschungen fand er als zentrale persönliche Ressource den Kohärenzsinn.

Kohärenzsinn meint in diesem Zusammenhang das Vertrauen, dass

- die Ereignisse der eigenen inneren Welt und der Umgebung im Lebensverlauf verstehbar sind („Gefühl der Verstehbarkeit")
- Ressourcen zur Anforderungsbewältigung verfügbar sind („Gefühl der Machbarkeit")
- Anforderungen eine Herausforderung darstellen, für die es sich lohnt, sich zu engagieren („Gefühl der Sinnhaftigkeit")

Eine Person mit einem „Verstehbarkeitsgefühl" erwartet, dass Reize denen sie in Zukunft begegnen wird, vorhersehbar oder falls sie unerwartet kommen, strukturierbar und erklärbar sein werden.

Ressourcen zur Anforderungsbewältigung im Sinne eines Gefühls der „Machbarkeit" können zum einen bedeuten, dass man eine hohe innere Kontrollüberzeugung hat (man glaubt, die einem wichtigen Dinge im Leben selbst gestalten zu können). Zum anderen ist auch gemeint, dass man ein großes Vertrauen in die soziale Unterstützung hat. Hier spielt auch religiöser Glauben eine wichtige Rolle, z. B. kann das Vertrauen in Gott zu einem Gefühl der „Machbarkeit" beitragen.

Das Gefühl der „Sinnhaftigkeit" kennzeichnet das Ausmaß, in dem man das Gefühl hat, dass das Leben einen emotionalen Sinn hat. Es ist nicht ausgeschlossen, dass auch Menschen mit einem Gefühl der „Sinnhaftigkeit" über Schicksalsschläge unglücklich sind. Aber sie werden diese Schicksale eher als Herausforderung ansehen und entschlossen sein, darin einen Sinn zu sehen, um sie mit Würde überstehen zu können.

6.3 Die Arbeitssituation

Sowohl man selbst als auch Kollegen und Führungskräfte müssen sich an der Prävention beteiligen. Jeder kann nicht nur zum eigenen Schutz vor Überlastung beitragen, sondern spielt auch eine erhebliche Rolle für die Arbeitszufriedenheit seiner Kollegen. Erfahrene Kollegen sollten neben Vorgesetzten eine Quelle für Rat und Rückmeldung sein sowie Anregungen bieten. Die Supervision hat sich hier in zahlreichen Gebieten mit extrem belastenden Arbeitsbedingungen als sehr nützlich erwiesen. Sie dient zur Reflektion des beruflichen Handelns und kann stützend, klärend und entlastend wirken, außerdem kann sie die Problemlösungskompetenz erweitern.

Eine Transparenz der Arbeitsziele sowie deutliche Zuständig- und Verantwortlichkeiten sind weitere entscheidende Faktoren, die zur Arbeitszufriedenheit beitragen.

Fort- und Weiterbildungen sollten auf jeden Fall angeboten und auch in Anspruch genommen werden. Das Wissen und Verstehen von verschiedenen Situationen, Abläufen oder Krankheitsbildern kann zum richtigen Umgang mit der jeweiligen Situation beitragen. Jeder Mitarbeiter sollte an Entscheidungen beteiligt sein - nur wo man mitgestalten kann, bleibt man motiviert. Gepflegte Umgangsformen sind nicht altmodisch oder überflüssig, sondern von hoher Wichtigkeit - „Höflichkeit erleichtert das Leben".

Wohnort und Arbeitsplatz sollten nach Möglichkeit getrennt werden. Können die ständigen Belastungen im Arbeitsbereich nicht deutlich reduziert werden, kann ein Abteilungswechsel innerhalb der Institution eine sinnvolle Veränderung bieten.

Aber nicht nur der Mitarbeiter sollte sich Mechanismen zur Stressbewältigung suchen, auch die Institution muss Prophylaxen bieten oder zumindest Fehler erkennen und eingestehen. Oft sind es nämlich veraltete und bürokratische Strukturen, die einem das Leben schwer machen: ein schlechtes Personalmanagement, falscher Umgang von Vorgesetzten zu Untergebenen oder einfach unfähige Leitungen können die tägliche Arbeit zur Tortur machen. Hier muss an die Fürsorgepflicht der Organisation appelliert werden, Führungskräfte müssen sich um Rahmenbedingungen bemühen, die solche Stressfaktoren ausschließen und den Mitarbeiter unterstützen.

6.4 Die betroffene Person selbst

Es ist zu bedenken, dass eine Überlastung rückgängig bzw. verhindert werden kann. Voraussetzung ist jedoch eine intensive Selbstbetrachtung, um die Stressoren zu erkennen. Man muss sich fragen:
- Was genau überfordert mich?
- Welche ganz persönlichen Stressoren belasten mich?
- Betrifft die Überforderung mehr den Inhalt oder die Vielzahl der Aufgaben?

Einige Stressoren können vielleicht ganz vermieden oder sogar verhindert werden, mit anderen muss man sich arrangieren. Da eine häufige Stressursache in zu vielen gleichzeitigen Anforderungen liegt, kann eine Prioritätenliste helfen sich von unnötigem „Ballast" zu befreien. Mit der Erkenntnis „alles kann ich nicht leisten" wird sich leichter eine Veränderung herbeiführen lassen.

Sinnvoll ist in diesem Zusammenhang, ein verbessertes Zeitmanagement zu erlernen. Durch besseres Zeitmanagement werden Freiräume geschaffen, die zur Erholung notwendig sind.

Man sollte Abstriche machen und eher ein wenig nach dem Leitsatz leben: „…kämpfen wo es sich zu kämpfen lohnt und sich mit dem abfinden was nicht zu ändern ist". Das bedeutet nicht, dass die Umwelt grundsätzlich als unveränderbar angesehen werden muss (*Burisch M.*, 1995). Aber man muss lernen, Arbeit abzugeben oder liegen zu lassen und Hilfe anzunehmen.

6.5 Nein sagen

Jeder sollte auch mal „Nein" sagen und zwar deutlich und konsequent. Man muss für sich selbst klären, wofür man zuständig ist und wofür nicht. Wer niemals nein sagt, läuft Gefahr ausgebeutet zu werden und erschöpft zu sein, da man es nie allen recht machen kann.

6.6 Die eigene Einstellung überprüfen

Betroffene nehmen ihre Situation wahr und bewerten sie. Ein typisches Denkmuster ist:
- Es geht (fast) nur mir so
- Es geht mir (fast) überall so
- Es lässt sich nicht (oder nur schwer) ändern

Diese Gedanken verstärken das Gefühl der Hilflosigkeit und den Pessimismus. Es ist deshalb wichtig, die eigenen Gedankengänge zu überdenken und sich auf Erfolg versprechende Mentalitäten zu konzentrieren, wie z. B.:

- Es kann andere genauso treffen
- Es ist nur hier (am Arbeitsplatz) so
- Es ist unwahrscheinlich, dass es erneut auftritt

So banal es auch klingen mag, die persönliche Einstellung ist ganz entscheidend dafür, was auf einen als Stressor wirkt. Denn die Bewertung einer Situation als stressend, verstärkt den Stress und setzt einen Teufelskreis in Gang.

6.7 Professionelle Distanz

In allen emotional belastenden Berufen ist es notwendig, zwischen Mitleid und Anteilnahme zu unterscheiden, denn Mitleid macht einen handlungsunfähig. Mitleid macht es einem unmöglich dem Leidenden wirkliche Hilfe zu bieten. Die emotionale Belastung ist um ein vielfaches höher, je eher eine Identifizierung mit dem Problem bzw. der Situation des Anderen vorliegt. Erforderlich ist eine professionelle Distanz auf der emotionalen Ebene.

6.8 Selbstpflege

Es ist sinnvoll sich ganz gezielt seine individuellen Ausgleiche und Freiräume zu suchen, am besten auch mit Personen außerhalb der Institution. Erholend wirkt, was immer einem gut tut z. B. ansprechende Veranstaltungen bei denen man auch intellektuell gefordert wird. Dies ist außerdem gut gegen geistiges Abstumpfen und Kontaktarmut. Man sollte sich auch hin und wieder etwas Humorvolles gönnen. Humor ist ein Depressionskiller. Am Arbeitsplatz wirkt der Humor leistungssteigernd und fördert auch die Motivation der Patienten.

6.9 Sport

Sport intensiviert die Stoffwechselvorgänge und verbessert die Gewebeperfusion, die körperliche Abwehr wird mobilisiert und die Stimmung verbessert. Vor allem joggen ist bestens geeignet aber auch Radfahren und Schwimmen wirken als guter Ausgleich.

6.10 Ruhe und Entspannung

Vor allem sollte zunächst auf körperliche Anspannung geachtet werden. Eine gerunzelte Stirn, die geballte Faust, Zähneknirschen, kauen auf den Wangen oder Nägelkauen. Stellt man solche Spannungszeichen fest, ist es am besten eine kurze Pause einzulegen, einmal nichts zu tun. Jedoch nicht jedes „Nichtstun" ist direkt entspannend, man muss dabei auch wirklich abschalten können. Durch kleine Übungen kann man eine deutliche Entspannung trainieren, z. B. durch vertieftes Atmen, strecken der Extremitäten, Massage des Nackens oder Druck auf die Schläfen.

Intensivere Entspannung erreicht man durch gezielte Entspannungstechniken. Sehr effektiv sind autogenes Training, progressive Muskelentspannung und Yoga.

Die Entspannungstechniken müssen individuell gewählt und erlernt werden. Nicht zuletzt ist erholsamer Nachtschlaf von großer Bedeutung. Entspannung bietet auch das Genießen der Natur. Aus verschiedenen Studien geht hervor, dass ein Haustier ganz erheblich zur Gemütsverbesserung beiträgt und hat man einen Hund ist auch die Bewegung an der frischen Luft gewährleistet. (vgl. Verheyen-Cronau I., Es gibt Hilfe bei Burn-Out und König B., Aktivierungs- und Entspannungsphasen müssen ausgewogen sein, Pflegezeitschrift 11/2000)

Resümee

Wie nun ausführlich erklärt wurde, begegnet uns überall in unserm Leben irgendeine Art von Stress. Die Art, die ich ihnen näher bringen wollte, ist die Form von Stress, der wir bei der täglichen Arbeit auf unseren Stationen ausgesetzt sind. Wie zu Anfang erwähnt, sollte man gar nicht danach streben jeglichen Stress zu vermeiden, sondern man sollte ihm so begegnen und dosieren, dass er als Motivator dient und zu Höchstleistungen anspornt. Falls dies nicht möglich ist, sollte sich jeder seinen individuellen Mechanismus wählen, um mit diesem Übermaß an Belastungen fertig zu werden. Hierbei muss genau darauf geachtet werden, welchen Ursprung der Stress auslösende Faktor hat, um sich seiner effektiv anzunehmen. Viele Belastungen sind hausgemacht und lassen sich nüchtern betrachtet in der Regel leicht vermeiden, diese müssen von denen unterschieden werden, auf die wir keinen direkten Einfluss haben und die wir ohne äußere Hilfe nicht bewältigen können. Wichtig ist es aber auch, auf sich selbst zu achten und die Augen für Frühwarnzeichen offen zu halten. Ausgebrannte Personen merken meistens erst zu spät, wie schlecht es ihnen eigentlich geht und wie sehr sie ihre Arbeit damit belasten.

Die psychiatrische Pflege ist ein Tätigkeitsfeld, in dem man sehr viel mit Emotionen, Vertrauen und Beziehungen arbeitet, unser Handwerkszeug ist meistens das Gespräch. Diese Tatsache setzt es voraus, dass wir uns unseren Patienten annehmen können und fähig sind auf sie einzugehen. Ist man zu gestresst, ausgebrannt oder überfordert, kann man keine wirklich hilfreiche Beziehungsarbeit leisten.

Quellen

Bücher

Benner P., Wrubel J. (1997). Pflege, Stress und Bewältigung. Göttingen. Hans Huber Verlag

Burisch M. (1995). Burnout-Anzeichen, Verlauf, Auslöser aus Burnout in der Suchttherapie. Göttingen. Verlag für angewandte Psychologie

Dörner K., Plog U. (1996). Irren ist menschlich. Bonn. Psychiatrie Verlag

Fengler J. (1998). Besondere Belastungen von Teams in psychiatrischen Institutionen: Burnout-Phänomene aus Supervision in der Psychiatrie. Bonn Psychiatrie Verlag

Freimuth J., Hoets A. (1998). Projektlernen, Handbuch selbstorganisiertes Lernen. Göttingen. Verlag für angewandte Psychologie

Freudenberger, H., Noth, G. (1992). Burn-out bei Frauen. Frankfurt. Fischer Verlag

Modestin J., Lerch M., Böker W. (1994). Burnout in der psychiatrischen Krankenpflege. Berlin. Springer Verlag

Möller H.-J., Laux G., Deister A. (2001). Psychiatrie und Psychotherapie, 2. Auflage. Stuttgart. Georg Thieme Verlag

Richter D. (1999). Patientenübergriffe auf Mitarbeiter psychiatrischer Kliniken. Freiburg. Lambertus Verlag

Schädle-Deiniger H., Villinger U. (1996). Praktische Psychiatrische Pflege. Bonn. Psychiatrie Verlag

Zimbardo P. (1992). Psychologie, 5. Auflage. Berlin. Springer Verlag

Artikel und Referate

Daniels J. (2004). Sekundäre Traumatisierung von Pflegern und Pflegerinnen?. psychiatrische Pflege heute. Bonn. Psychiatrie Verlag

Denken B., Einführung in Stressbewältigungstechniken, Seminar LVR, unveröffentlicht

Dondalski J. (2003). Zur Arbeitsbelastung in der psychiatrischen Pflege, psychiatrische Pflege heute. Stuttgart. Georg Thieme Verlag

König B. (11/2000). Aktivierungs- und Entspannungsphasen müssen ausgewogen sein. Pflegezeitschrift

Sturm U., Input Referat zu „Burnout", Rips Solingen, unveröffentlicht

Sturm U., Input Referat zu Stress/-forschung, Rips Solingen, unveröffentlicht

Verheyen-Cronau I. (11/2000). Es gibt Hilfe bei Burnout. Pflegezeitschrift

Internet

Klein K., Bellon R., Stress und Stressbewältigung, Bad Heilbrunner E-Learning, www.tee.org/elearning/stress.html, 07.01.2005

Einzelpublikationen

„Kulturelle und sexuelle Gewalt in der Pflege" von Anike Bäslack, ISBN 978-3-638-66669-5

„Gewalt in der stationären Altenpflege" von Janette Lieske, ISBN: 978-3-638-72507-1

„Arbeitsbelastung und Stress in der psychiatrischen Krankenpflege" von Thomas van Laar, ISBN: 978-3-638-65526-2